Reizender Darm

Annette Voigt

Reizender Darm

Mein Weg, mit Divertikulitis und Reizdarm klarzukommen

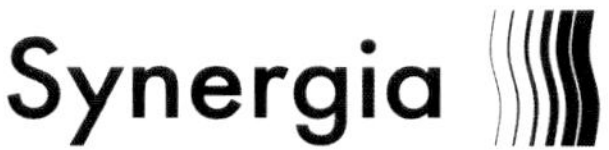

1. Auflage, 2020
Erschienen im Synergia Verlag, Basel, Zürich, Roßdorf
eine Marke der Sentovision GmbH
www.synergia-verlag.ch

Umschlaggestaltung, Gestaltung und Satz: FontFront.com, Roßdorf

Vertrieb durch Synergia Auslieferung
www.synergia-auslieferung.de

Printed in EU
ISBN-13: 978-3-907246-33-7

Bibliografische Information der Deutschen Nationalbibliothek
Die Deutsche Nationalbibliothek verzeichnet diese Publikation in der deutschen Nationalbibliografie; detaillierte bibliografische Daten sind im Internet unter http://dnb.ddb.de abrufbar.

Ich widme dieses Buch
meinem Vater Alwin, der mich lehrte immer wieder aufzustehen,
meinem Partner Norbert, der auf mich achtet,
und
allen in der Selbsthilfegruppe „Mein Darm und ich“

Inhaltsverzeichnis

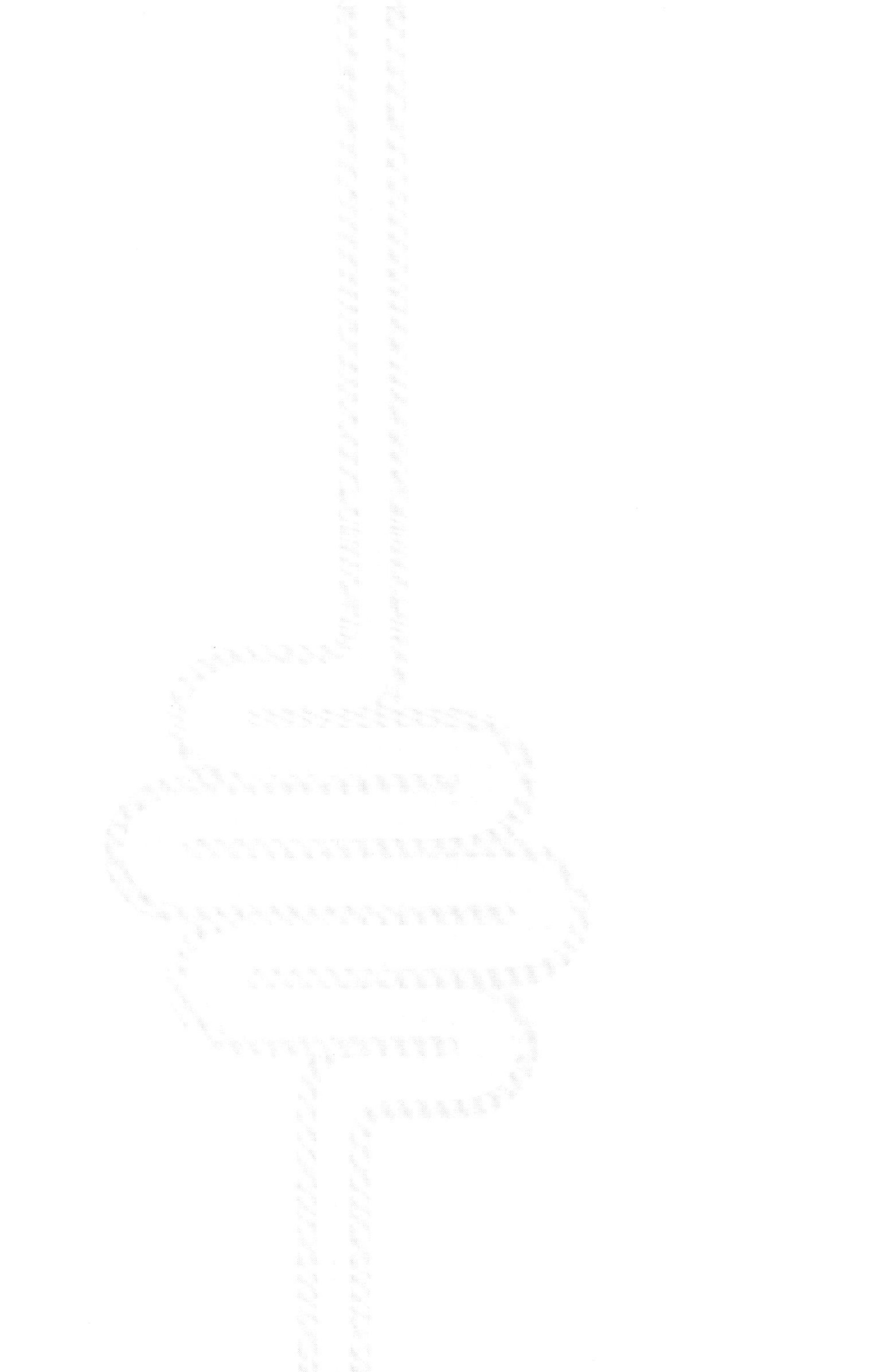

Vorwort von Willibert Pauels

Liebe Leserin, lieber Leser.
Als Griechenland noch funktionierte, also vor 2000 Jahren, gab es einen Philosophen namens Epiktet. Er war der populärste Denker seiner Zeit und formulierte eine der wichtigsten Erkenntnisse, die bis heute gilt: „Nicht die Dinge sind letztlich entscheidend, sondern wie wir die Dinge sehen." Das gilt für alles – auch für unsere Krankheiten, die wir uns ja nicht ausgesucht haben. Dies ist eine befreiende Einsicht. Denn oft können wir an den Dingen nichts ändern – was wir aber immer ändern können, ist unsere Perspektive. Und der allererste Schritt, den Annette in ihrem Buch uns ans Herz legt, ist schon in ihrem Vorwort aufgeschrieben: *„Niemand braucht sich zu schämen und nimm diese Krankheit an.* ... " Schon ein Rabbi aus Nazareth, der zur selben Zeit lebte wie Epiktet, meinte: „Die Wahrheit macht euch frei!"

Darüber hinaus zeigt dieses Buch, wie man das Leben mit der Krankheit so gestalten kann, dass man froh und heiter durch selbiges schreiten kann. Denn auch dieses sagte Epiktet: „Die befreiendste Perspektive ist die über den Dingen." Wenn es gelingt, mit Verantwortung und Liebe über den Dingen zu stehen, ist man ein glücklicher Mensch. Denn dann ist man nicht mehr Getriebener und Sklave der Dinge.

... fehlt nur noch folgende Weisheit des Kölschen Grundgesetzes:

Artikel 1: Et es wie et es.
„Es ist, wie es ist."

Artikel 2: Et kütt wie et kütt.
„Es kommt, wie es kommt."

Artikel 3: Et hätt noch emmer joot jejange.
„Es ist bisher noch immer gut gegangen."

...

Ich hoffe, Sie haben geschmunzelt, dann haben Sie schon die erste Lektion gelernt …

Alles andere steht in diesem Buch. Lesen!

Liebe und frohe Grüße:

Willibert Pauels
Der bergische Jung.

Vorwort von Anke Bruns

„Sigma ... was?“, fragte ich den Arzt mit großen Fragezeichen im Gesicht. „Sind Sie schon mal auf eine Sigmadivertikulitis hin untersucht worden?“, wiederholte der Internist in der Notfallambulanz eines Krankenhauses am Bodensee seine Frage. Sigmadivertikulitis. In dem Moment wusste ich: Jetzt wird alles besser. Das war im Sommer 2008. Danach konnte ich tatsächlich endlich einen Schlussstrich unter meine lange Entzündungsgeschichte ziehen.

Im Jahr 2001 landete ich zum ersten Mal mit höllischen Bauchschmerzen unten links und Fieber in einem Kölner Krankenhaus. In meinem Blut fanden die Ärzte ziemlich viele Leukozyten, beim Ultraschall entdeckten sie freie Flüssigkeit im Bauchraum. Es war klar: Hier tobt eine Entzündung im Körper. Aber wo? Ich wurde von allen möglichen Seiten durchlöchert. Aber meinen Darm haben die Mediziner gar nicht in Erwägung gezogen. Am Ende bekam ich ein hoch dosiertes Antibiotikum und durfte wieder gehen.

Ein Jahr später – die nächste Attacke. Noch ein Jahr später folgten gleich zwei. Zwischen 2001 und 2008 hatte ich insgesamt zehn schwere Schübe. Jedes Mal schauten die Ärzte hier und da, fanden aber nie die Ursache. Ich wurde jedes Mal mit einem Antibiotikum nach Hause geschickt.

2004 überwies mich mein Hausarzt in ein Kölner Krankenhaus, das sich auf Darmerkrankungen spezialisiert hatte, mit der Bitte um Abklärung. Ich hatte seit Wochen erhöhte Temperatur und kontinuierlich Bauchschmerzen unten links. Trotz Antibiotika wurde es nicht besser. Kurz vor der angesetzten Darmspiegelung hieß es, man habe die Ursache. Ich hätte deutliche Anzeichen für ein gerade überstandenes Pfeiffersches Drüsenfieber in meinem Blut. Das mit den Bauchschmerzen passe zwar nicht ganz ins Bild. Aber so erkläre sich die erhöhte Temperatur. Die Darmspiegelung wurde abgesagt.

2007 kroch ich mit den üblichen Schmerzen und Fieber in die Notaufnahme eines Kölner Krankenhauses. „Bitte, machen Sie mal ein CT von meinem Bauch", bat ich den Oberarzt, während er mich schallte und dabei feststellte, dass da rund um meinen Darm ganz schön was los ist. „Das kann doch nicht immer so weitergehen." Er schüttelte den Kopf. Das sei nicht nötig. So was komme schon mal vor. „Sie kriegen jetzt ein Schmerzmittel und ein Antibiotikum und in ein paar Tagen geht es Ihnen wieder besser."

Kurz nach meinem Aufenthalt am Bodensee 2008 stand fest: Das Sigma muss raus. So geschah es denn auch. Ein paar Divertikel sind noch da, aber die verhalten sich ruhig. Keine „itis" mehr. Ich muss nur mehr als früher aufpassen, was ich esse. Der kürzere Darm fordert hier seinen Tribut. Alles, was bläht oder sehr fettig ist, löst bei mir einen peristaltischen Tsunami aus. Aber wenn ich mal nicht aufpassen will, weil ich einfach Lust auf Pommes habe, dann nehme ich das in Kauf.

Weshalb schildere ich das im Vorwort zu diesem Buch? Weil ich denke, dass es gar nicht genug Aufklärung und Information zum Thema Reizdarm und Sigmadivertikulitis geben kann. Ich kann anhand meiner eigenen Geschichte sehr deutlich sagen: Die Ärzte wissen alle, was eine Sigmadivertikulitis ist, aber sie haben sie bei der Diagnostik offensichtlich nicht immer auf dem Schirm. Deshalb bleibt uns Betroffenen gar nichts anderes übrig, als uns immer wieder selbst schlau zu machen. Ich habe damit definitiv zu spät angefangen. Ich bin Journalistin. Ich weiß, wo und wie man sich Informationen besorgt. Aber ich habe es in diesem Fall nicht getan. Ich habe gewartet, bis der nächste Schub kam, und gehofft, dass der ganz schnell wieder vorbeigeht. Ich wollte diese Erkrankung nicht. Das war im Nachhinein betrachtet keine gute Strategie.

Anke Bruns

Unser größter Triumph liegt nicht darin, niemals zu fallen, sondern darin, immer wieder aufzustehen.

Ralph Waldo Emerson

Zu diesem Buch

Es gibt keine Zufälle. Während eines Aufenthalts auf einer Nordseeinsel führte ich mit meinem dortigen Arzt ein Gespräch über Medikation bei Divertikulitis, das mich nachdenklich stimmte. In der kleinen Stadtbücherei entdeckte ich kurz darauf das Buch „Möhrensuppe statt Kortison“, die Lebensgeschichte eines Morbus-Crohn-Kranken, das ich unverzüglich las und das mir wegen der Ehrlichkeit seines Autors sehr gefiel. Zwei Begebenheiten, die mich auf die Idee zu diesem Buch brachten.

Im Sommer 2018 wurde bei mir Sigma-Divertikulitis diagnostiziert. Das Reizdarmsyndrom stellte sich dann etwas später als Folge meiner Divertikulitis-Erkrankung ein. Ich erzähle in diesem Buch, wie ich meinen Weg finde, mit diesen Erkrankungen klarzukommen, ohne an Lebensqualität einzubüßen. Möge es Betroffene dazu ermutigen, die Krankheit wie ich anzunehmen – der erste Schritt, trotz aller Widrigkeiten gut mit ihr leben zu können.

Die Divertikulitis und das Reizdarmsyndrom sind ernst zu nehmende Erkrankungen, die oft unterschätzt, vor allem aber meist verschwiegen werden. Darmprobleme sind nichts, wofür sich Betroffene schämen müssten. Es ist etwas, worüber wir Menschen reden sollten: Wir tauschen uns in der Öffentlichkeit über alles aus, bloß nicht über Verdauungsbeschwerden. Sobald ich aber von meiner Erkrankung erzähle, erfahre ich, dass andere auch daran leiden oder Betroffene im näheren Umfeld kennen. Diese Krankheiten scheinen also weit verbreitet zu sein. Möge dieses Buch mit dazu beitragen, für diese Erkrankungen zu sensibilisieren und das offene Wort zu erleichtern.

Der Austausch mit anderen Betroffenen tut gut, doch wo sind sie zu finden, wenn sich kaum jemand offen zu diesen Erkrankungen bekennt? Dieses Buch gibt praktische Antworten, wie ich sie mir selbst gewünscht hätte, und erzählt auch vom Aufbau der Selbst-Hilfegruppe, die ich im Februar 2019 unter dem Namen „Mein Darm und ich" initiierte.

Möge dieses Buch andere aktivieren, ebenfalls eine Gruppe zu gründen. Denn je mehr Gruppen es gibt, umso besser. Mein Buch soll auch mit dazu beitragen, die eigene Krankheit besser verstehen zu lernen. Je mehr ich mich mit meinem Darm beschäftige, desto weiter begebe ich mich auf die Reise durch meinen Körper. Das Abenteuer Darm hat begonnen. Mein Darm ist wie ein Wald. Auch hier leben unendlich viele Mikroorganismen, die zusammen ein großes Ganzes bilden und einander helfen.

„Mein reizender Darm. Mein Weg, mit Divertikulitis und Reizdarm klarzukommen" bietet eine bunte Palette an Möglichkeiten und Anregungen zu einem darmgesunden Leben. Meine eigenen Erfahrungen fließen ebenso ein wie der Austausch mit anderen Betroffenen. Alle Informationen wurden von Fachleuten ihres Gebiets geprüft. Das Buch ersetzt allerdings weder ein medizinisches Fachbuch noch ärztliche Konsultationen.

In diesem Sinne viel Erfolg, gute Besserung, ein darmgesundes Leben und alles Gute.

Annette Voigt

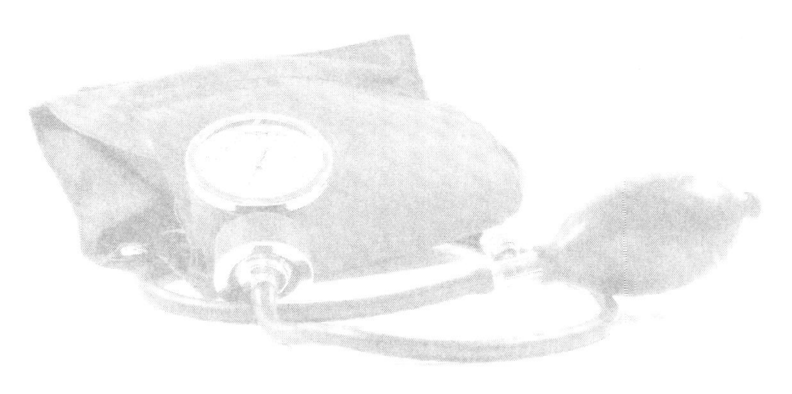

„Grüble nicht, was möglich ist und was nicht. Tu, was du mit deinen Kräften zustande bringst – darauf kommt es an.“

Leo Tolstoi

Wer ein Übel erkennt, hat es schon fast geheilt.

Prentice Mulford

Diagnose Divertikulitis und Reizdarm – was nun?

Mitte Oktober 2019: die Zeichen stehen auf Schub. Einschlafstörung, Appetit- und Lustlosigkeit gestern beim Abendbrot, Spannungsgefühl im linken Unterbauch, leichtes Pulsieren links, abwechselnd heiß und kalt. Falls dann noch eine Verstopfung folgt, na toll. Dies wäre dann der siebte Schub seit der Diagnose Sigma-Divertikulitis. Seit Anfang Mai 2019 war Ruhe. Nun sind wieder Suppen und Brei angesagt.

„Lieber Darm gib bitte Ruhe. Was ist los?“
„Du fragst, was los ist. Mir bleibt nichts anderes übrig als zu maulen, denn du hast es die letzte Zeit mächtig übertrieben. Wenn du dich zukünftig früher disziplinierst, bleibt dir der Schlamassel erspart.“
„Okay, Warnung ist angekommen. Sei bitte gnädig.“

Es mag befremdlich wirken, dass ich inzwischen mit meinem Darm rede. Wie es dazu kam, schildere ich im Kapitel „Mein Darm liebt die Ruhe und Entspannung“, siehe Seite 105.

Dieses Kapitel wurde von einem Arzt für fachlich richtig befinden, besonders die Aussagen zu den Untersuchungs- und Behandlungsmöglichkeiten.

Wie alles begann

Anfang August 2018 kehrte ich aus dem Urlaub zurück und saß im Zug heimwärts. Bereits die ganze Rückfahrt über fühlte ich mich unwohl. Ich spürte einen dumpfen Schmerz im linken Unterbauch. Hatte ich etwas Falsches gesessen, mich an dem schweren Gepäck verhoben oder war es die kalte Cola, die ich bei der großen Hitze entgegen meiner Gewohnheit in mich hineinschüttete?

Heute, mit meinen inzwischen gewonnenen Erkenntnissen, weiß ich, dass es dafür wohl zwei Anlässe gab. Erstens kehrte ich in einen Beruf zurück, den ich nicht mehr ausüben wollte. Zweitens stand in meinem Urlaubsdomizil frischer Salat oft lange vor dem Essen bei großer Hitze auf der Anrichte. Ich weiß inzwischen, dass sich von den stets allgegenwärtigen Bakterien besonders die „schlechten", also die, die dem Darm schaden, in rohem Salat rasant vermehren, je wärmer es ist, desto schneller. Als meine Darmbeschwerden eine Woche lang anhielten und ich eine Nacht lang vor kolikartigen Schmerzen nicht schlafen konnte, ging ich zum Arzt. Er drückte zielsicher links in meinen Unterbauch und der stechende Schmerz nahm mir die Luft. Eine Ultraschalluntersuchung bestätigte seinen Verdacht: Divertikulitis. Ich hatte meinen ersten Schub. So wird eine akute Entzündung bezeichnet. Ich hatte nie zuvor von dieser Erkrankung gehört.

Ich wurde krankgeschrieben, sollte mich schonen und schluckte zweimal am Tag brav mein Antibiotikum. Damals wusste ich noch nicht, dass Antibiotika der Darmflora schaden, die nach der Einnahme wiederaufgebaut werden muss.

Der Arzt riet mir noch, sofort eine Klinik aufzusuchen, falls mein Bauch sich hart anfühlte. Dieser Hinweis beunruhigte mich, und ich fühlte mich mit den spärlichen Informationen, die ich bekam, alleingelassen. Ich hatte außerdem keine Ahnung, wie sich ein harter Bauch anfühlt. Ich dachte damals, dass Antibiotika schon alles richten werden. Heute weiß ich es besser.

Parallel zum Antibiotikum schluckte ich drei Wochen lang ein Abführmittel. Keiner erklärte mir damals, warum ich dieses Zeug überhaupt nehmen musste. Die knappe Begründung lautete, der Stuhl dürfe auf keinen Fall hart werden. Erst nach mehrfachem Nachfragen erklärte mir der Arzt, dass sich harter Stuhl an den Divertikeln, Ausstülpungen an der Darmwand, festsetzen und somit zu neuen Entzündungen führen könnte. Später erfuhr ich, dass ein Abführmittel, über einen längeren Zeitraum eingenommen, den Darm erst recht träge machen kann.

Es wurde mir zu Brei und Suppen geraten. Also deckte ich mich mit Dosensuppen ein. Ich machte allerdings später die Erfahrung, dass mir frisch zubereitete Suppen besser bekommen. Es ist noch nicht bekannt, ob und wie Konservierungsmittel den Darm negativ beeinträchtigen. Dass chemische Zusatzstoffe nicht gesund sind, ist allerdings kein Geheimnis.

Auch nach der Folgeuntersuchung war ich nicht viel schlauer. Eine Darmspiegelung sollte weitere Aufschlüsse bringen. Bis zum Termin vermied ich schweres, fettreiches Essen sowie Süßspeisen und hielt mich mit unbekannten Gerichten in unbekannten Restaurants zurück. Stattdessen blieb ich bei meinen Suppen. Die Spiegelung ergab schließlich, dass ich Divertikel habe – was ich schon wusste –, die Darmwand nicht perforiert ist und kein Darmkrebs vorliegt. Die Diagnose Divertikulose bestätigte sich. Dies bedeutet, dass die Divertikel momentan nicht entzündet sind. Der untersuchende Arzt teilte mir in einem Abschlussgespräch mit, dass ich nun wieder alles essen könne. Nach dieser Entwarnung holte ich nach, worauf ich in den vergangenen Wochen verzichtet hatte, denn ich esse nun mal gerne, und leckeres Essen bedeutet für mich Genuss.

Dass bei einer Divertikulitis in kurzem zeitlichem Abstand der nächste Schub folgen kann, hatte mir der Arzt nicht gesagt. Nach vierzehn Tagen war es so weit. Wieder Schmerzen, wenn auch nicht so stark wie beim ersten Mal. Eine zweite chemische Keule innerhalb weniger Wochen, danach wieder ein Mittel zum Aufbau der gesunden Darmflora. Erst später erfuhr ich von anderen Betroffenen, dass nach der Schonphase nur langsam zu den alten Ernährungsgewohnheiten zurückgekehrt werden darf. Kuchen, Kekse, Fertigsalate mit viel Mayonnaise, Nudeln mit schweren Saucen und rohe Salate hatten meinen Darm, der durch die beiden Schübe sensibel und gereizt war, zu stark belastet.

Ich grübelte und fühlte mich wie das Kaninchen vor der Schlange, denn niemand kann voraussagen, wann ein neuer Schub kommt. Dieses Ausgeliefertsein war sehr belastend.

Bald erkannte ich, dass es so nicht weitergehen konnte. Als Erstes wollte ich wissen, was eigentlich mit meinem Darm los war, was ich selbst tun könnte, damit es mir wieder besser ging, und ob Aussicht auf Heilung bestand.

Bei meiner Suche nach Antworten auf meine vielen Fragen landete ich auf einer digitalen Plattform, in einem Forum, in dem Betroffene sich über ein Buch zur Divertikulitis austauschten. Sofort am nächsten Tag kaufte und verschlang ich es. Hier fand ich endlich Antworten auf meine vielen Fragen und Informationen, die ich verstand und nachvollziehen konnte. Hier erfuhr ich zum ersten Mal von den Folgen falscher Ernährung und dem Zusammenhang von emotionalem Stress und Darmproblemen. Inzwischen weiß ich auch, dass mich die Krankheit mein Leben lang begleiten wird, denn sie ist chronisch, und dass mir nichts anderes übrig bleibt, als sie anzunehmen und dazu eine positive Haltung zu entwickeln.

Eine Information, die ich gar nicht annehmen wollte, war der Umstand, dass Zucker für den gereizten Darm schlecht ist. Auf meine liebgewordenen Süßigkeiten zu verzichten schien mir unvorstellbar. Noch.

Der dritte Schub ließ nicht lange auf sich warten. Zwar blieben die kolikartigen Schmerzen aus, aber ich bekam wieder ein Antibiotikum verschrieben. Mein Widerstand erlahmte und ich meldete mich zur Ernährungsberatung an. Mit meinem Berater hatte ich Glück. Seine Begeisterung für Gemüsegerichte steckte an. Wer hätte gedacht, dass Gemüsegerichte so lecker sein können. Ich bekam Lust, etwas auszuprobieren. Meine Einkaufsliste war bald nicht mehr wiederzuerkennen: Rote-Linsen-Nudeln statt Nudeln aus Hartweißengrieß, Obst und Vollkornkekse statt Salzstangen, Geschnetzeltes aus Erbsenproteinen statt Wurst. Innerhalb weniger Monate wurde aus mir Kochmuffel ein Gemüsefan. Mittlerweile koche ich fast täglich frische Kleinigkeiten mit Gemüse und Vollkorn. Es macht mir sogar Spaß und es dauert nicht lange, etwas Leckeres und Darmgesundes auf den Tisch zu zaubern. Dass es sich lohnt, bewusst und ausgewogen zu essen, davon berichte ich ausführlich im Kapitel „Ausgewogen und bewusst essen, das A und O für eine darmgesunde Ernährung".

Das Verhältnis Darmpatient*in und Arzt/Ärztin

Immer wieder wird in allgemeinen Gesundheitsratgebern die Bedeutung der vertrauensvollen Partnerschaft zwischen einem mitfühlenden und verständigen Arzt und dem aufgeklärten Patienten betont. Die folgenden Aussagen von Haus- und Fachärzten, die Divertikulitis-Patient*innen, darunter auch ich selbst, zu hören bekamen, tragen zum Aufbau eines solchen Vertrauensverhältnisses nicht bei, sondern verunsichern oder verärgern Betroffene. Könnten diese Äußerungen ein Indiz dafür sein, dass das Reizdarmsyndrom und die Divertikulitis als Krankheiten noch zu wenig ernst genommen werden und nicht anerkannt sind?

„Nehmen Sie nach Abklingen der Entzündung Flohsamenschalen. Dann wird alles gut.“
Anmerkung dazu: Flohsamenschalen sind kein Allheilmittel und so einfach verhält es sich mit der Erkrankung nun auch nicht.

„Wir können nichts finden, Ihre Beschwerden basieren demnach auf einem Reizdarm.“
Anmerkung dazu: Es gibt einige Krankheiten mit ähnlichen Symptomen, die vor der Diagnose Reizdarm ausgeschlossen werden sollten.

„Warum soll ich Ihnen eine Verordnung für eine Ernährungsberatung geben? Bei Divertikulitis können Sie doch alles essen.“
Anmerkung dazu: Inzwischen verweisen auch viele Ärzte bei Divertikulitis auf eine ballaststoffreiche Kost, die Beschwerden lindern kann.

„Bekommen Sie Ihre Angst vor neuen Schüben in den Griff, dann verschwinden auch Ihre Beschwerden. Nehmen Sie diese Tabletten zur Beruhigung, die sollten helfen.“
Anmerkung dazu: Es muss doch andere Möglichkeiten geben, die Angst vor dem nächsten Schub in den Griff zu bekommen?

„Hören Sie auf herumzutesten.“
Anmerkung dazu: Um etwas wissen zu können, ist es wichtig, zunächst etwas auszuprobieren. Sonst ist es schwer herauszufinden, was dem Darm guttut oder nicht.

„Ihre Gewichtsabnahme liegt daran, dass Sie kaum noch Süßes essen.“
Anmerkung dazu: Es ist längst bekannt, dass eine Gewichtsabnahme zum Krankheitsbild von Reizdarmsyndrom und Divertikulitis gehört. Das Abnehmen kann aber auch ganz andere Ursachen haben, und es ist wichtig, diese herauszufinden.

„Ich rate beim nächsten Schub zur OP."

Anmerkung dazu: Hier sind die Mediziner sehr unterschiedlicher Meinung. In lebensbedrohlichen Fällen ist eine OP absolut notwendig. Bei einer Divertikulitis ohne Komplikationen, also in einer leichteren Form, ist die Notwendigkeit einer OP eher fraglich. Viele Mediziner weisen darauf hin, dass es auf Grund einer OP im Bauchraum zu Verwachsungen kommen kann und somit weitere Beschwerden zu befürchten sind.

Viele Betroffene fühlen sich oftmals nicht ausreichend informiert. Dann gibt es nur eins. Sich selbst grundlegend und umfassend zu informieren und den behandelnden Arzt immer wieder gezielt zu fragen und sich „Fachchinesisch" erklären zu lassen. Es könnte nützlich sein, sich für den nächsten Termin alle Fragen zu notieren und während des Gesprächs Notizen zu machen. Es geht um die eigene Krankheit und das eigene Leben. Patienten haben ein Recht auf umfassende Information, beispielsweise welche weitere Behandlung notwendig ist und welche Medikamente verordnet werden müssen.

Mir geht es wie vielen Patienten. Ich erhalte ein Rezept mit immer wieder neuen Medikamenten. Es passiert fast automatisch. Vom Arzt wandere ich direkt zur Apotheke und löse mein Rezept ein, ohne mich vorher über die empfohlene Arznei informiert zu haben. Muss ich wirklich alles schlucken? Dazu ein Beispiel: drei Monate lang nahm ich Kapseln zum Aufbau der Darmflora, die ich auch gut vertrug. Diese Kur ist inzwischen erfolgreich beendet, und ich verstehe nicht, warum ich im Anschluss direkt ein weiteres Medikament einnehmen soll.

Viele Betroffene erzählen zudem, dass insbesondere Reizdarmbeschwerden eine Odyssee von Arzt zu Arzt in Gang setzen. Jeder rät etwas anderes, bevor eine klare Diagnose gestellt wird.

Informieren, Erleben, Umsetzen

Immer weitere Untersuchungsvorschläge, neue Begriffe und Tipps. Das verwirrt mich. Da bleibt nur eins: Ich muss mich intensiv mit meiner Krankheit auseinandersetzen. Weiß ich über mein Krankheitsbild genaustens Bescheid, dann kann ich auch in weiteren Behandlungen meinen Arzt gezielter befragen und Position beziehen. Dann erkundige ich mich bei neuen Medikamenten konkret nach deren Wirkungsweise und lasse mir weitere Untersuchungen und deren Funktion erklären.

Nach den ersten Behandlungen war schnell klar. Eine Gesundung lässt sich nicht komplett an andere delegieren und über die Medikamenteneinnahme hinaus muss es andere Möglichkeiten auf dem Weg zu einem gesunden Darm geben, denn wie ein chinesisches Sprichwort richtig bemerkt: „Ist der Darm gesund, ist es auch der Mensch." Es gibt mittlerweile eine Vielzahl an Informationsmaterial zum Darm. Folgende Quellen nutzte ich, um mich grundlegend zu informieren:

- Internetforen, Blogs
- Fachliteratur, Ratgeber und Sachbücher
- Betroffene, die schon länger an Divertikulitis und Reizdarm erkrankt sind und daher über fundierte Erfahrungen verfügen
- Fachleute zu Darmstörungen und Darmgesundheit, Ernährungsberater*innen, Heilpraktiker*innen, Resilienzberater*innen, Leiter*innen von Entspannungskursen, Kräuterexperten*innen, Apotheker*innen
- Informationsbroschüren von Verbänden wie der Deutschen Gesellschaft für Ernährung oder der Deutschen Reizdarmselbsthilfe
- Wissenschaftliche Forschungsinstitute und Studien
- Patientenmagazine, zum Beispiel von Krankenkassen
- Gesundheitsmagazine wie das UGB-Forum spezial
- Gesundheits- und Wellnessmessen
- TV-Sendungen und -Berichte

Meine Lieblingsplattform im Internet ist die Website **www.darmliebe.de**. Hier wird sehr verständlich und sachlich fundiert informiert. Es ist dieser Plattform anzumerken, dass eine Betroffene dieses Forum betreibt, die weiß, welche Informationen sich Menschen mit Darmbeschwerden wünschen und benötigen.

In allen Informationsquellen wird die eingeschränkte Lebensqualität der Darmerkrankten betont, die auch ich empfinde. Damit mein Darm und ich uns wieder wohlfühlen, entschied ich mich nach der ersten Lektüre relativ schnell, mich mit meiner Ernährung auseinanderzusetzen. Wie ich meine Ernährung Schritt für Schritt umstellte, erzähle ich im Unterkapitel „Der Prozess meiner Ernährungsumstellung“, Seite 49, sehr ausführlich.

Mit zunehmendem Körpergefühl spürte ich, dass mein Darm offensichtlich Hektik und Unruhe nicht mag und die Schübe in emotional bewegten Phasen vermehrt auftraten. Ich suchte also nach adäquaten Entspannungsmethoden für meinen Darm und testete verschiedene Angebote. Inzwischen habe ich mich für Qi Gong und eine Atem- und Bewegungsgruppe entschieden. Techniken, mit denen ich und andere Betroffene gute Erfahrungen gemacht haben, beschreibe ich in „Erprobte Entspannungstechniken“ im Detail, siehe Seite 113.

Was macht der Darm und wie ist er aufgebaut?

Der Darm ist ein komplexes Organ und eine seiner vielen Aufgaben besteht darin, lebensnotwendige Nährstoffe aus der Nahrung zu filtern. Die Hauptarbeit der Verdauung erfolgt nicht im Magen, sondern im Darm. Der Darm schließt sich an den Magen an und ist fünf bis sieben Meter lang. In vielen Verschlingungen windet er sich durch den Bauchraum und wird eingeteilt in **Dünndarm und Dickdarm**. Im Dickdarm werden die Reste des Speisebreis eingedickt.

Der Darm ist das größte Organ des menschlichen Körpers und die größte Kontaktfläche zur Außenwelt, das heißt, er bietet auch eine ziemlich große Angriffsfläche für Krankheitserreger. Die Oberfläche des Darms beträgt rund 250 Quadratmeter. Das ist in etwa die Größe eines Tennisplatzes. Der Dünndarm ist mit drei bis fünf Metern der längste Teil des Darms und ist unterteilt in **Zwölffingerdarm, Leerdarm und Krummdarm**. Mit nur 1,5 bis 1,8 Metern ist der Dickdarm wesentlich kürzer und besteht aus Blinddarm, Grimmdarm und Mastdarm.

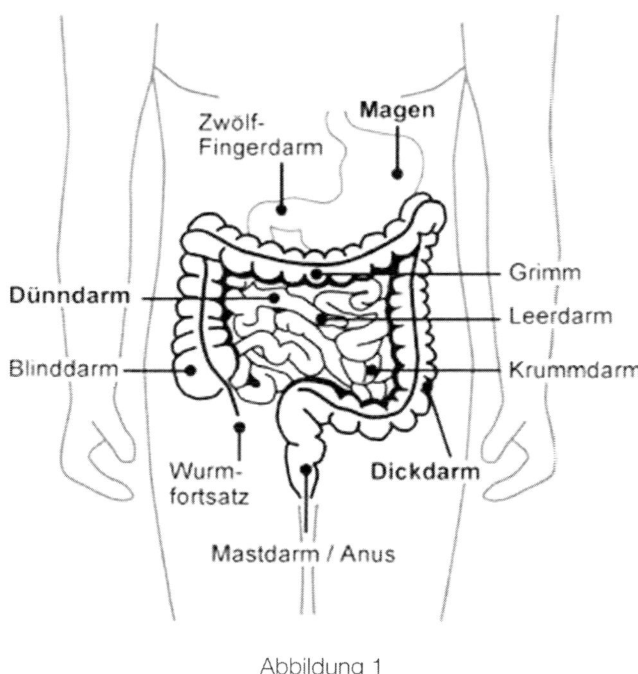

Abbildung 1

Erkrankungen treten eher im Dickdarm auf, beispielsweise, die Sigma-Divertikulitis, mit entzündeten Darmausstülpungen vor dem Enddarm, und die chronisch entzündlichen Darmerkrankungen wie Colitis ulcerosa/Morbus Crohn.

Der Darm ist für die Abwehrkräfte des Körpers verantwortlich und hat somit einen großen Einfluss auf die Gesundheit und das Wohlbefinden des Menschen. Etwa achtzig Prozent aller Abwehrzellen befinden sich im Darm und der Darm besitzt ein eigenes Immunsystem. Diese Abwehrzellen bekämpfen die schädlichen Keime und Fremdstoffe. Eine gesunde Darmflora – eine gesunde Darmbakteriengemeinschaft – trägt somit maßgeblich zur Körperabwehr bei und ist für ein funktionierendes Immunsystem sehr wichtig.

Der Dickdarm ist dicht mit Bakterienstämmen besiedelt, die bis zu 1.500 verschiedenen Arten angehören. Diese Bakterien bedecken die Darmschleimhaut. Sie verwerten die Nahrung und schützen den Menschen vor krank machenden Keimen. Der Darm kann zwischen „guten" und schlechten Bakterien unterscheiden. So ist die Darmwand durchlässig für die aufgenommenen Nährstoffe, lässt aber schädliche Keime nicht weiter. Die „guten" Darmbakterien versorgen die Darmwandzellen mit Nährstoffen und erneuern die Zellen. Sie unterstützen das Immunsystem bei seiner Arbeit. Fehlen diese nützlichen Bakterien oder ist ihre Zahl zu gering, besteht die Gefahr, dass das Immunsystem seine Arbeit drosselt oder sogar einstellt. Fehlernährung, Stress und auch Medikamente wie Antibiotika können eine gesunde Darmflora beeinträchtigen. Antibiotika zerstören nicht nur die Bakterien, die eine Entzündung auslösen, sondern alle Bakterien, die sich in ihrem Wirkungsbereich befinden. Sie können nicht zwischen den einzelnen Klassen und Ordnungen dieser Lebewesen unterscheiden. Daher wird zwangsläufig die gesamte Darmflora gestört, „Entzündungshemmende Lebensmittel und/oder Antibiotika", siehe Seite 76. Blasenentzündungen, Pilzinfektionen, Allergien, Übergewicht, sogar Depressionen können die Folgen sein. Gestärkt werden kann das darmeigene Immunsystem beispielsweise durch eine ballaststoffreiche Ernährung. Was ist der Darm doch für ein bedeutsames, sensibles, intelligentes, komplexes und faszinierendes Organ. Seit ich weiß, was es mit dem „zweiten Gehirn“, siehe „Der Darm, das ‚Bauchhirn‘“, Seite 106, auf sich hat und welche komplexen Leistungen dieses Organ vollbringt, bewundere ich dieses einzigartige Zusammenspiel.

Was ist eine Divertikulitis?

Eine Divertikulitis tritt in verschiedenen Formen als akute, unkomplizierte, chronische oder komplizierte Erkrankung auf.

Es lohnt sich, ihre Krankheitsbilder näher zu betrachten. Zehn Monate nach der Diagnose spreche ich meinen Arzt auf diese verschiedenen Krankheitsverläufe an. Er bestätigt, dass ich sowohl an der symptomatischen unkomplizierten Divertikulitis als auch an der chronisch-rezidivierenden, der wiederkehrenden Divertikulitis leide. Es hätte mir sehr geholfen, wenn ich diese Unterscheidung zu einem früheren Zeitpunkt gekannt hätte, denn mit dieser Einschätzung verliere ich meine Angst vor dem nächsten Schub. Ich weiß jetzt nämlich, das leichte Ziehen im linken Unterbauch zu deuten. Ich nehme eine leichte Entzündung und/oder Reizung wahr und kann meine Ernährung sofort darauf abstimmen. Für mich ist diese Diagnose eine große Entlastung.

Divertikel, Divertikulose und Divertikulitis

Divertikel sind fingerförmige Ausstülpungen an der Darmwand. Meistens befinden sie sich im Dickdarm, manchmal auch im Dünndarm. Die Ursache ihrer Entstehung ist bis heute nicht restlos geklärt und weiterhin Gegenstand der Forschung. Sind die Divertikel nicht entzündet, spricht man von einer Divertikulose. Wenn sich die Divertikel entzünden, lautet die Diagnose Divertikulitis. Nur rund ein Viertel der Menschen mit Divertikeln erkranken an einer Divertikulitis. Oft sind Divertikel schon jahrelang vorhanden, bevor sie sich erstmals entzünden. Nahrungsreste einer schwer verdaulichen Speise sowie harter Stuhl können sich schnell an der Divertikelwand festsetzen und verursachen somit bakterielle Infektionen der Darmschleimhaut und des Bindegewebes.

Häufige Symptome bei einer Divertikulitis sind:

- Verdauungsprobleme
- krampfartige Schmerzen, meist im linken Unterbauch
- Anspannung im Unterbauch
- Blähungen
- Völlegefühl
- Stuhlbeschwerden und -unregelmäßigkeiten wie Durchfall, Verstopfungen
- Schlafstörungen
- Fieber
- Übelkeit
- Rückenschmerzen
- Schüttelfrost von innen
- Erbrechen

Die Schübe, akute Entzündungen, treten bei den Betroffenen mit unterschiedlichen Symptomen auf. Ich leide an Stuhlunregelmäßigkeiten, habe pochende Schmerzen im linken Unterbauch, fühle mich allgemein unwohl, bin trübsinnig und antriebsarm, schlafe schlecht, manchmal habe ich Blähungen, hin und wieder verspüre ich eine leichte Übelkeit. Andere leiden unter Rückenschmerzen, Fieber oder Schüttelfrost.

Die akute Divertikulitis

Bei der akuten Divertikulitis kommt es zur Entzündung eines meist einzelnen Divertikels und der umgebenden Darmwand.

Die akute unkomplizierte Divertikulitis

Bei einer akuten unkomplizierten Divertikulitis existiert in einem bestimmten Bereich eine Entzündung ohne Hinweis auf eine Darmperforation.

Die komplizierte Divertikulitis

Bei einer komplizierten Divertikulitis bildet sich Eiter und sie muss stationär behandelt werden. Divertikelblutungen, Abszesse, ein Durchbruch im Dickdarm, Sigmaperforation, und die Entzündung des Bauchfells können auftreten. Eine komplizierte Divertikulitis erfordert einen operativen Eingriff.

Die akute komplizierte Divertikulitis

Bei der akuten komplizierten Divertikulitis besteht eine Darmperforation, unter Umständen mit Ausbildung von Abszessen. Als Darmperforation bezeichnet man einen Durchbruch, der stationär im Krankenhaus behandelt werden muss. Durch diese Öffnung in der Darmwand gelangen Kot und somit Keime in die Bauchhöhle. Eine Bauchfellentzündung könnte sich entwickeln, der Allgemeinzustand verschlechtert sich schnell, Schmerzen, Fieber und ein Schock sind Anzeichen. Das weitere Ausbreiten der Entzündung muss durch eine schnelle Operation verhindert werden.

Die chronische Divertikulitis

Wenn Divertikel zu dauerhaften Beschwerden führen, spricht man von einer chronischen Divertikelkrankheit. Es werden vor allem zwei Formen unterschieden:

Symptomatische unkomplizierte Divertikulitis: Bei dieser Form bestehen dauerhafte oder wiederkehrende Beschwerden wie Schmerzen, Blähungen und Stuhlunregelmäßigkeiten. Konkrete Anzeichen für eine Entzündung fehlen oft.

Chronisch-rezidivierende Divertikulitis: Die Divertikel entzünden sich immer wieder. Das führt nicht zwangsläufig zu Komplikationen, es können sich aber Eiteransammlungen, Abszesse, bilden.

Bei einer chronischen Divertikulitis kann sich durch die häufigen Entzündungen der Darm an bestimmten Stellen verengen, sodass der Stuhl dort weniger gut passieren kann. Verstopfung oder Blähungen sind dann die Folge. Eine solche Divertikulitis kann im ungünstigsten Fall zu einem Darmverschluss führen. Dann liegt ein medizinischer Notfall vor. Bei der umgehenden Operation kann der entzündete Darmabschnitt operativ entfernt werden.

Andere chronisch-entzündliche Darmerkrankungen

Zu den chronisch-entzündlichen Darmerkrankungen gehören auch die Colitis ulcerosa und Morbus Crohn. Die Colitis ulcerosa ist bei Erkrankungsbeginn zumeist im Mastdarm angesiedelt, wobei die Entzündung von der innersten Schicht der Darmschleimhaut ausgeht.

Bei Morbus Crohn kann der gesamte Magen-Darm-Trakt befallen sein, besonders betroffen sind entweder der Dünndarm und der Dickdarm oder alle Schichten der Darmwand.

Das Krankheitsbild Reizdarmsyndrom

Das Reizdarmsyndrom ist eine der häufigsten Erkrankungen des Magen-Darm-Trakts und dennoch bislang kaum erforscht. Das vielfältige Erscheinungsbild dieser Krankheit und die Ähnlichkeit mit den Symptomen anderer Erkrankungen, erschweren oft eine konkrete und schnelle Diagnose:

- Infekte
- Tumore
- Nahrungsmittelunverträglichkeiten
- Laktoseintoleranz
- Glutenunverträglichkeit oder Zöliakie
- Histaminunverträglichkeit

- Fruktose-Intoleranz
- Weizenallergien oder -sensitivität
- Serotoninmangel, siehe „Mein Darm liebt die Ruhe und Entspannung“, Seite 105
- Ungleichgewicht der Darmbakterien

Die Ursachen für ein Reizdarmsyndrom können sehr komplex sein. Ist die Diagnose nicht klar, ist es schwer, eine adäquat wirkungsvolle Therapie zu finden. Manchen Reizdarmpatienten wurden sogar Opiate verschrieben oder Arzneien, die eigentlich für Morbus-Crohn-Patienten gedacht sind.

Ein klares Erkennen fällt oft schwer, obwohl es vier Arten des Reizdarms gibt, den Blähtyp, den Verstopfungstyp, den Durchfalltyp und den Schmerztyp. Für die Diagnose Reizdarmsyndrom kann diese Typenzuordnung relevant sein, ebenfalls bei der Ernährung. Ein „Blähtyp“ sollte auf Blähendes wie Kohlgemüse verzichten. Die Beschwerden sind unangenehm, wenn die Darmwand durch Gase oder Stuhl gedehnt wird.

Bei einem Reizdarmsyndrom liegt eine Funktionsstörung der Nerven im Magen-Darm-Trakt vor. Magen und Darm reagieren extrem gereizt und die Nervenenden in der Darmwand sind sehr empfindlich. Reizdarmpatienten reagieren daher sehr sensibel und ihr vegetatives Nervensystem ist viel leichter aus dem Gleichgewicht zu bringen als bei gesunden Menschen. Die Forschung widmet sich seit einiger Zeit verstärkt der Beziehung zwischen Darm und Gehirn. Möglicherweise ist das Reizdarmsyndrom auf eine gestörte Beziehung zwischen Gehirn und Verdauungstrakt zurückzuführen. Die Ursache für ein Reizdarmsyndrom könnte aber auch in der Darmwand liegen. Menschen mit Darmbeschwerden, so auch ich mit meiner Divertikulitis, klagen meist auch zusätzlich über Reizdarm. Der Darm wird durch die häufigen Beschwerden überempfindlich und reagiert daher oft gereizt.

Dennoch sollten körperliche Ursachen, sogenannte Funktionsstörungen, ausgeschlossen werden. Als Ursachen oder Krankheitsauslöser könnten infrage kommen:

- Eine ballaststoffarme Ernährung
- Nahrungsmittelunverträglichkeiten
- Stress
- Seelische Konfliktsituationen
- Geschädigte/gestörte Darmflora

Ein Reizdarmsyndrom wird diagnostiziert, wenn die Beschwerden innerhalb eines Jahres mindestens zwölf Wochen lang mehrmals täglich aufgetreten sind.

Die häufigsten Symptome sind:

- Stuhlunregelmäßigkeiten (Tendenz zu Verstopfung und/oder Durchfall), häufige Stuhlentleerungen oder gesteigerter Stuhlgang
- Besserung nach Stuhlgang
- Gärungsstühle, Blähungen oder Gluckern im Bauch
- Völlegefühl
- Appetitlosigkeit
- Unverträglichkeiten von Speisen/Nahrungsmitteln
- Dumpfe oder drückende, häufig krampfartige Bauchschmerzen, meist einige Stunden nach den Mahlzeiten oder in Stresssituationen
- Schleimabgang
- Müdigkeit
- Rücken- oder Kopfschmerzen
- Schlafstörungen
- Eine Zunahme der Beschwerden im Laufe des Tages

Ein Reizdarmsyndrom ist somit nicht lediglich eine unangenehme Nebensache, sondern schränkt die Lebensqualität massiv ein.

Mögliche Untersuchungen

Im Laufe meiner Erkrankung lernte ich folgende allgemein übliche Untersuchungen kennen beziehungsweise andere Betroffene und Experten*innen haben mir davon berichtet. Die folgenden Untersuchungen kommen je nach Krankheitsverlauf und dem Budget des Arztes/der Ärztin zum Einsatz oder auch nicht. Eine Tast- und eine Ultraschalluntersuchung werden in der Regel zur Erstdiagnose durchgeführt. Daher stehen diese auch an erster Stelle. Die Darmspiegelung wird von Ärzten*innen gerne und häufig verordnet.

Tastuntersuchung

Mitunter lassen sich entzündete Divertikel als verhärtete Struktur im linken Unterbauch ertasten, daher gehört das Abtasten des Bauchs zur Routine beim Arztbesuch, auch wenn es bei einer Divertikulitis schmerzhaft sein kann. Zur körperlichen Untersuchung gehört in der Regel auch die digital-rektale Untersuchung: Der Arzt oder die Ärztin tastet den After mit dem Finger ab, um Veränderungen im Enddarm festzustellen.

Ultraschall und Röntgen

Ein Ultraschall des Bauchs oder auch eine Computertomografie, CT, kann helfen, die entzündeten Divertikel zu ermitteln und zu lokalisieren. Es handelt sich dabei um ein bildgebendes Verfahren. Manchmal ist zur Diagnose der Divertikulitis eine Röntgenaufnahme des Bauchs im Stehen notwendig. Reißt ein Divertikel kann freie Luft in den Bauchraum gelangen, die sich unter dem Zwerchfell ansammelt und auf dem Röntgenbild gut sichtbar ist.

Darmspiegelung und CT

Bei der Darmspiegelung inspiziert der Arzt mit einem speziellen optischen Gerät das Innere des Darms und kann über spezielle Arbeitskanäle zum Beispiel Gewebeproben entnehmen. Ab 50 werden Darmspiegelungen alle fünf bis zehn Jahre empfohlen. Bei einer Darmspiegelung ist der Darm mit Hilfe eines Abführmittels ein bis zwei Tage vor dem Eingriff zu leeren und am Tag der Untersuchung sollte der Patient/die Patientin nüchtern sein. Diese Vorbereitungen finde ich unangenehmer als die Spiegelung selbst, die ambulant und auf Wunsch auch mit Vollnarkose durchgeführt werden kann. Bei dieser Untersuchung lässt sich erkennen, ob und wo Entzündungen vorliegen und ob bereits eine Darmperforation eingetreten ist. Mittels einer Computertomografie, CT, oder einer Magnetresonanztomografie, MRT, lässt sich die Divertikulitis gleichwohl viel genauer darstellen und ist für den Patienten angenehmer als eine Spiegelung.

Die Blutanalyse

Bei einer Blutanalyse wird eine Blutprobe entnommen, um Allergien und Unverträglichkeiten wie beispielsweise Laktose- oder Histaminintoleranz zu ermitteln. Bei einer Blutuntersuchung kann der Arzt zudem gestiegene Entzündungsparameter feststellen – etwa das C-reaktive Protein, CRP, eine erhöhte Anzahl weißer Blutkörperchen, Leukozyten, und eine beschleunigte Blutsenkungsgeschwindigkeit, BSG.

Dazu eine kleine Anmerkung: Oft kann ich nicht unterscheiden, ob es sich bei meinen aktuellen Beschwerden um eine neue Entzündung oder eine Reizung handelt. Ein Bluttest bei meinem Arzt bringt mir schnell Gewissheit und beruhigt mich. Liegt keine Entzündung vor, dann ist mein Darm definitiv gereizt und z. B. muss ich in diesem Fall kein Antibiotikum schlucken.

Die Stuhlanalyse

Die chemische Analyse einer Stuhlprobe, Kot, kann genaue Auskunft über mögliche Unverträglichkeiten, etwa von Laktose, Fruktose, Histamin oder Gluten, sowie über den Zustand der Darmflora geben. So kann unter anderem festgestellt werden, welche notwendigen Bakterien im Dünn- oder Dickdarm fehlen, ob die Darmschleimhaut lückenhaft ist und ob Entzündungen im Verdauungstrakt vorliegen.

Liegen keine Verdauungsstörungen vor, können mithilfe einer Stuhlanalyse die Ernährungsgewohnheiten bewertet werden. Eine fett- oder eiweißreiche Kost oder ein Mangel an Ballaststoffen führen längerfristig zu Veränderungen, die sich in der Stuhlanalyse feststellen lassen.

Eine Stuhlanalyse ist die einfachste Möglichkeit, sich ein Bild vom Zustand der Darmflora und des Darms zu machen. Es gibt zwei Möglichkeiten der Analyse: Die Standarduntersuchung, die Arztpraxen anbieten, prüft relativ wenig, während sich mit einer selbst beauftragten Untersuchung alle Werte abfragen lassen, die relevant sind. Welche das in meinem Fall sind, habe ich zuvor mit einer Heilpraktikerin besprochen.

Da die Stuhlprobe bei einer Untersuchung auf Eigeninitiative in der Regel mit der Post versendet wird, ist das Wetter zu berücksichtigen. Bei großer Hitze vermehren sich die Bakterien sehr schnell und das Ergebnis ist dann verfälscht. Auch wer die Stuhlanalyse selbst in Auftrag gibt, sollte mit den behandelnden Ärzt*innen und Therapeut*innen Rücksprache nehmen, nicht zuletzt weil sieben Tage vor der Untersuchung Arzneien oder Nahrungsergänzungsmittel abgesetzt werden müssen, die lebende Mikroorganismen enthalten.

Die private Laboruntersuchung führte bei mir zu folgenden Ergebnissen:

1. In meinem Darm existierten zu wenige Enterokokken, Stamm der „guten“ Bakterien für eine gesunde Darmflora. Ich nehme nun regelmäßig Kapseln, die gezielt Enterokokken vermehren, und ein Therapeutikum zur Wiederherstellung der geschädigten Schleimhaut.

2. Die Darmschleimhaut ist intakt und es sind keine Verdauungsrückstände vorhanden.

3. Es lag eine Entzündung des Dickdarms vor, ohne dass ich zum Zeitpunkt der Laboruntersuchung einen Schub hatte. Dies bestätigte mich in meinem Körpergefühl und meiner Vermutung an einer chronischen Divertikulitis ohne Komplikationen zu leiden.

4. Die Laborwerte wiesen Antikörper gegen Weizen nach, eine Weizensensitivität. Also reduziere ich jetzt meinen Konsum von Weizenprodukten. Tschüss Pizzabrötchen, Vollkornkekse, panierter Fisch und kleine Appetizer-Sünden bei meinem Lieblingsitaliener. All die Sachen, die ich so gerne esse. Jetzt heißt es schon wieder, mich umzustellen und Alternativen zu finden. Ob ich allerdings immer auf meine klassischen Nudeln verzichten kann, weiß ich noch nicht. Das muss ich ausprobieren.

Interessant ist, dass Weizenunverträglichkeit und -sensitivität ähnliche Symptome aufweisen wie das Reizdarmsyndrom und eine Divertikulitis, aber auch Schwellungen in Mund und Rachen verursachen können. Was war bei mir wohl zuerst da, „das Ei oder die Henne"?

Sensibilisiert für meine Weizensensitivität stellte ich Folgendes fest: Sobald ich bereits kleine Mengen an Weißbrot gegessen habe, ein Pizzabrötchen oder zum Antipasti-Teller eine kleine Scheibe Baguette, bekomme ich ungefähr einen Tag später einen Abszess in der Mundschleimhaut, der sehr schmerzt und nur langsam abheilt.

Die Ursachen für Lebensmittelunverträglichkeiten sind immer im Darm zu finden. Seit vielen Jahren habe ich diverse Nahrungsmittelunverträglichkeiten. Sollte ich also meine Darmprobleme schon seit Jahren mit mir „herumschleppen"? Und welche Beschwerden sind konkret auf die Divertikulitis, welche auf meine Unverträglichkeiten zurückzuführen?

Bei Nahrungsmittelunverträglichkeiten werden bestimmte Lebensmittel nicht richtig oder nicht vollständig verdaut und verursachen Darmbeschwerden wie Bauchkrämpfe, Blähungen, Durchfall oder Verstopfung. Es können auch Gesundheitsprobleme wie Bluthochdruck, Kopfschmerzen oder Herzrasen auftreten.

Magenspiegelung

Bei der Gastroskopie wird ein biegsamer Schlauch durch den Mund eingeführt. So kann der Arzt die Schleimhaut der Speiseröhre, des Magens und des Zwölffingerdarms betrachten.

Der Zwölffingerdarm ist der erste Abschnitt des Dünndarms. Die Magenspiegelung kann ambulant, meist in einer speziell dafür ausgerichteten Praxis für Innere Medizin oder Gastroenterologie, sowie im Krankenhaus durchgeführt werden.

Der Arzt empfiehlt eine Magenspiegelung, um eine Reihe von Beschwerden abzuklären wie wiederkehrende Oberbauchschmerzen, Übelkeit, Erbrechen, Appetitlosigkeit, Gewichtsverlust, Bluterbrechen, Schluckstörungen und schwarz gefärbter Stuhlgang. Auch zur Kontrolle von Magenschleimhautentzündungen oder Magen- und Zwölffingerdarmgeschwüren kann eine Gastroskopie durchgeführt werden.

Mögliche Behandlungen

Folgende Behandlungsmethoden sind bei Divertikulitis und dem Reizdarmsyndrom allgemein bekannt, wobei jede individuell wirkt beziehungsweise von Menschen mit Darmbeschwerden bevorzugt werden. Insofern ist es schwierig, nach Wichtigkeit oder Häufigkeit der Anwendungen chronologisch zu unterscheiden. Am unangenehmsten wird sicher von den Betroffenen die OP und Darmspülung empfunden werden.

Der Aufbau der gesunden Darmflora mit verschiedenen Präparaten

Die Darmflora bietet wie bereits erwähnt Schutz vor Krankheitserregern, die mit der Nahrung über den Darm in unseren Körper gelangen können. Abwehrzellen unseres Immunsystems sind daran beteiligt dies zu verhindern und die befinden sich überwiegend im Darm. Bei vielen Darmerkrankungen, auch der Divertikulitis, ist die Darmflora gestört. Die Einnahme von Antibiotika schädigt die Darmflora zusätzlich. Diese Medikamente töten zwar sehr zuverlässig schädliche Bakterien ab, machen aber keinen Unterschied bei diesen Organismen, sondern zerstören die „guten" Bakterien gleich mit. Einige Bakterienarten brauchen lange, bis sie sich wieder ansiedeln, sodass die Darmflora ein halbes Jahr nach der Einnahme von Antibiotika noch empfindlich gestört sein kann. Eine häufige Begleiterscheinung der Einnahme von Antibiotika ist zudem Durchfall. Es stellt sich also die Frage, ob Antibiotika wirklich nötig sind, ob und welche Alternativen es gibt.

Infolge einer gestörten Darmflora können sich verschiedene Beschwerden entwickeln:

- Blähungen
- Durchfall
- Vermehrte Infektanfälligkeit durch eine Abwehrschwäche
- Verstopfung
- Nahrungsmittelunverträglichkeiten
- Allergien wie Heuschnupfen

Wenn ein Antibiotikum eingenommen wurde, muss nach Abschluss der Therapie die gute Darmflora wiederaufgebaut werden. Dazu gibt es viele Präparate, die mit Ärzten*innen, Heilpraktiker*innen, aber auch Ernährungsberater*innen im Vorfeld abzustimmen sind. Möglicherweise gibt es eine Wechselwirkung mit anderen Medikamenten und die Einnahme ist strikt wie auf der Packung angegeben einzuhalten. Auch hierbei kann es Unverträglichkeiten geben. Also bitte ausprobieren.

Die Bauchakupunktur

Diese Behandlungsmethode ist vergleichsweise neu, sie wurde vor etwa 25 Jahren in China entwickelt und basiert auf der Traditionellen Chinesischen Medizin, TCM. Die Bauchakupunktur gilt als Weiterentwicklung der klassischen Akupunktur. Zunehmend bieten Heilpraktiker*innen die Methode an, aber auch manche Schulmediziner*innen führen in ihren Praxen Akupunktur durch. Der Bauch hat in der Akupunktur eine besondere Bedeutung. Die TCM geht davon aus, dass eine Krankheit generell nur geheilt oder gelindert werden kann, wenn die Ursache betrachtet wird. Jede Krankheit hat also gemäß TCM ihren Ursprung im Bauch. Der wichtigste Akupunkturpunkt befindet sich um den Bauchnabel. Dieser Bereich ist der wichtigste Körperpunkt in der chinesischen Medizin.

Bauchakupunktur kann unter anderem bei Verdauungsproblemen wie Verstopfung, Durchfall, Morbus Crohn, bei einem Reizdarmsyndrom, Krankheiten des Bewegungsapparats, neurologischen Erkrankungen, Schlafstörungen, akuten oder chronischen Schmerzen, Depressionen, gynäkologischen Beschwerden helfen.

Bei großflächigen Narben/Verwachsungen am Bauch und Entzündungen im Bauchraum sowie Krebserkrankungen sollte die Bauchakupunktur nicht angewendet werden. Für Menschen, die sich vor der Akupunktur ängstigen und Angst vor den Akupunkturnadeln habe, ist diese Methode wohl eher nicht geeignet.

Eine stationäre Reha

Eine Reha beinhaltet ein strammes Programm mit vielen Standardanwendungen. Es ist daher wichtig, direkt zu Beginn konkrete Wünsche zu äußern und um psychologische Unterstützung zu bitten. Eine Darmerkrankung muss nämlich körperlich wie seelisch behandelt werden. Wichtig ist zudem, dass die Anwendungen nicht zu einem Gefühl der Überforderung führen, denn der Darm mag keinen Stress.

Die Erwartungen an die Reha selbst sollten nicht zu hoch sein. Der tatsächliche Effekt stellt sich erst zu Hause im realen Leben ein, wenn die Impulse aus der Kur konkret umgesetzt werden.

Die eigene Einstellung gegenüber der Reha ist für den Prozess der Gesundung entscheidend, denn der Aufenthalt in der Klinik leitet eine Veränderung ein. Daher ist es kontraproduktiv, in dieser Zeit den Blick ausschließlich auf die Krankheit zu richten und nur darüber zu reden. Schönes zu erleben und mit den anderen Patient*innen etwas zu unternehmen trägt mehr zur Gesundung bei. Es ist gut, Neues ausprobieren, denn: Mal schauen, was das Leben zu bieten hat. Und wenn einem in der Kur etwas nicht so gefällt, ist das ein gutes Training für zu Hause, das Beste aus einer Situation zu machen und Dinge so anzunehmen, wie sie sind.

Eine Reha kann entweder bei der Rentenversicherungsanstalt oder bei der Krankenkasse beantragt werden. Die Genehmigung hängt weitestgehend von den Argumenten des Arztes oder der Ärztin ab, warum bisherige ambulante Maßnahmen nicht mehr ausreichen und er*sie eine Reha empfiehlt. Arzt/Ärztin und Patient*in sollten sich daher vor der Beantragung gut abstimmen. Ob der*die Patient*in an der Auswahl eines Kurorts beteiligt werden kann, muss mit dem Entscheidungsträger geklärt werden. Im Falle einer Ablehnung sollte der*die Erkrankte sich nicht scheuen und auf jeden Fall Widerspruch einlegen.

Die Darmspülung und -reinigung mit der Colon-Hydro-Therapie

Die Colon-Hydro-Therapie ist ein Verfahren, mit dem der Dickdarm und damit auch die Divertikel von Stuhlresten befreit werden. Durch ein Kunststoffröhrchen wird temperiertes Wasser ohne Druck in den Darm geleitet, von einer sanften Bauchmassage unterstützt, und ermöglicht somit eine intensive Reinigung des Dickdarms. Reinigung und Bauchmassage lockern die Darmmuskulatur. Sind die Giftstoffe entfernt, kann sich der Darm erholen und regenerieren. Es werden mindestens sieben bis zehn Einzelbehandlungen empfohlen. Patient*innen berichteten mir, dass diese Behandlungen sehr anstrengen. Es sollte daher vor einer Anwendung gut überlegt werden, ob Patienten*innen dies verkraften können und wollen.

Eine Darmreinigung mithilfe der Colon-Hydro-Therapie im Rahmen der Darmsanierung empfiehlt sich beispielsweise bei:

- Verdauungsstörungen jeder Art
- Wiederkehrenden Infekten
- Müdigkeit
- Erschöpfung
- Kopfschmerzen
- Übergewicht

Die Therapie wird in der Naturheilkunde häufig bei einem gestörten Stoffwechsel angewendet. Ein gestörter Stoffwechsel kann durch eine überhöhte Anzahl krankheitsfördernder Darmbakterien, falsche Ernährung, ungesunde Lebensweise, Gifte oder schädliche Umwelteinflüsse hervorgerufen werden. Auch eine zu geringe Flüssigkeitszufuhr kann den Dickdarm in seiner Ausscheidungsmöglichkeit deutlich einschränken. Die Colon-Hydro-Therapie praktizieren in der Regel Heilpraktiker*innen.

Operation

Bis vor einigen Jahren rieten Ärzte bei einer chronischen Divertikelkrankheit fast immer zu einem operativen Eingriff. Mittlerweile wird in Fachkreisen mehr Zurückhaltung empfohlen. Es sei sinnvoll, vor einer Operation andere Behandlungsmöglichkeiten wie Medikation und eine Ernährungsumstellung auszutesten. Bei der Entscheidung für oder gegen eine Operation spielt vor allem eine Rolle, welche Beschwerden vorliegen. Es kann sein, dass jeder konsultierte Arzt, jede Ärztin eine andere Empfehlung gibt. Sich ausführlich über die Vor- und Nachteile der Behandlungsmöglichkeiten zu informieren und sich bei Zweifeln eine zweite und womöglich eine dritte Meinung einzuholen, kann helfen die richtige Entscheidung zu treffen.

Es gilt, die alltäglichen Beschwerden wie Bauchschmerzen und Verdauungsprobleme zu lindern. Ob dies mithilfe einer Operation eher gelingt als mit nicht operativen Behandlungen, ist erst wenig untersucht. Die bisherigen Studien deuten darauf hin, dass eine Operation die Beschwerden bei einem Teil der Betroffenen besser lindern kann als Medikamente oder eine Ernährungsumstellung. Bei anderen Operierten blieben die Beschwerden bestehen oder kehrten irgendwann zurück.

Resümee

- Ich lebe aktiv den Mut, etwas zu ändern.
- Ich weiß, warum ich was für meinen Darm und mich tue.
- Ich besitze den Tatendrang, das, was ich ändern will, auch umzusetzen.
- Ich übe mich in Geduld auf meinem schrittweisen Weg zur Linderung, denn dies ist nicht von heute auf morgen zu schaffen.
- Ich schließe mit meiner Krankheit Frieden, um mit ihr und nicht gegen sie zu agieren.
- Ich lasse mir Zeit, Verschiedenes auszuprobieren.
- Ich finde die Balance zwischen Ausprobieren und Annehmen.

Und so beginne ich das zweite Jahr mit meiner Divertikulitis optimistisch. Ich bin stolz auf meine Erkenntnisse im Jahr 1 nach der Diagnose und meine ersten Schritte auf dem Weg, mit meiner Erkrankung gut leben zu lernen. Und ich habe endlich einen Arzt gefunden, der mich mit meiner Erkrankung ernst nimmt. Dies sind gute Voraussetzungen, mich weiterhin auf das Abenteuer Darm einzulassen.

Auch der längste Marsch beginnt mit dem ersten Schritt.

Laotse

Ausgewogen und bewusst essen, das A und O für eine darmgesunde Ernährung

Sobald sich Betroffene intensiver mit ihrer Darmerkrankung beschäftigen, kommen sie nicht umhin, sich auch mit ihrer Ernährung auseinanderzusetzen. Das anschließende Ergebnis kann eine Ernährungsumstellung sein. Bei den meisten Betroffenen steht sehr schnell fest, dass sie nicht darmgesund essen, sondern übermäßig viel Zucker und Weißmehl, eine Menge Fast Food und Fertiggerichte oder eine ballaststoffarme, fetthaltige und fleischreiche Kost konsumieren.

Bewusst zu essen bedeutet wahrzunehmen, was gegessen wird und ob einem dies bekommt. Es meint, jene Lebensmittel konsequent zu meiden, die Unwohlsein verursachen. Bewusst zu essen beinhaltet aber auch, die Ursachen für das anschließende Unwohlsein aufzuspüren und zu beobachten.

Darmgesundes Essen ist ein Akt der Selbstfürsorge. Das Sprichwort, Liebe geht durch den Magen, bezieht sich in diesem Fall nicht auf die Liebe zu anderen, sondern darauf, mit jedem Gericht und jedem Bissen liebevoll zu sich selbst zu sein.

Doch was ist darmgesund und warum?

Eine ballaststoffreiche Kost ist generell eine der Grundlagen ausgewogener Ernährung und besonders für Darmkranke sehr wichtig. Von einer ballaststoffreichen Ernährung profitiert eine gesunde Darmflora; denn Ballaststoffe unterstützen sie. Gerät die Darmflora aus dem Gleichgewicht, können Magen-Darm-Beschwerden auftreten.

Ist die Darmflora intakt, ist es auch das Immunsystem des Menschen. Zur Erinnerung: Die Darmflora enthält verschiedene Bakterienstämme, die vor Durchfallerregern und Keimen im Darm schützen, Nahrung verwerten und somit für die Verdauung zentral sind. Achtzig Prozent des Immunsystems befinden sich im Darm. Fehlen einige der guten Bakterienstämme, kann das Immunsystem beeinträchtigt werden, siehe „Diagnose Divertikulitis und Reizdarm – was nun?“, Seite 19. Die guten Bakterien können demnach durch diese gezielte Ernährung in ihrer Anzahl erhalten und falls nötig auch vermehrt werden. Eine ballaststoffreiche Ernährung wird also vom Körper besser verwertet, regt die Verdauung an und beschleunigt die Ausscheidung von Schlacken und Giftstoffen, denn der Speisebrei passiert den Darm leichter. Daher verringert sich die Gefahr der Verstopfung, unter der Menschen mit Darmbeschwerden oftmals leiden.

Zunehmend raten auch Schulmediziner*innen Divertikulitiskranken, eine OP zurückzustellen und zunächst die Ernährung zu verändern, siehe „Diagnose Divertikulitis und Reizdarm – was nun?“.

Die Vorteile meiner Ernährungsumstellung

Zunächst glaubte ich, dass es die Medikamente schon richten würden. Doch nach dem dritten Schub innerhalb von vier Monaten begann ich mich dafür zu interessieren, was ich eigentlich mit all den Süßigkeiten, Pommes und Fertiggerichten zu mir nahm. Ein Ernährungsberater half mir bei den ersten Schritten auf meinem Weg zur darmgesunden Ernährung. Aufgrund einer Verordnung meines Arztes erstattete meine Krankenkasse zwei Drittel der Kosten. Eine Einzelstunde kostet regulär zwischen 80 und 120 Euro. Ob eine Kasse die Leistung zum Teil oder ganz finanziert, muss im Einzelnen abgeklärt werden.

Dank der regelmäßigen Einzelberatungen über ein Jahr lang mauserte ich mich von einem Süßigkeitsfan zur Gemüsefrau. Meine wichtigste Motivationskraft war, meine Darmbeschwerden endlich lindern zu können, um meine alte Lebensqualität wiederzuerlangen. Es werden auch Ernährungsberatungen für Gruppen angeboten. Ich empfehle jedoch eine Einzelsitzung, denn nur hier kann der*die Ernährungsberater*in konzentriert auf die individuelle Situation eingehen und in Abstimmung mit dem*der Betroffenen einen persönlichen Essensplan entwickeln.

Essgewohnheiten zu ändern und auf Lieblingsspeisen zu verzichten fällt nicht immer leicht. Es hilft mir immer wieder daran zu denken, dass ich es für mich und für meinen Darm tue. Der Genuss am neuen Essen, der unerwartete Spaß am täglichen Kochen frischer Gerichte und der Austausch mit anderen Betroffenen erleichterten mir die Umgewöhnung sehr.

Fragte ich mich zu Beginn meiner Ernährungsumstellung, was ich überhaupt noch essen darf, frage ich mich heute, was ich mir denn mittags und abends Schönes zubereiten werde. Die Zeit des Naschens und der kleinen Snacks zwischendurch ist allerdings vorbei, zugunsten eines bewussten und achtsamen Essens. Gelegentlich blitzen frühere Gelüste nach Pralinen, Kuchen, Eis, Backfisch, Fruchtjoghurt, geräuchertem Schinken oder Dosensuppen zwar wieder auf. Doch vermisse ich meine Süßigkeiten nur noch selten. Der altbekannte Heißhunger taucht in der Regel nur noch in großen Stressmomenten auf. Wie stolz ich jetzt bin, mit einer 100-Gramm-Packung Kekse eine ganze Woche auszukommen. Jeder einzelne Keks, pro Tag einer, wird nun zum Genuss. Früher hatte ich in zwei Stunden eine große Packung Pralinen verschlungen.

Dennoch ist es schwer, sich einzuschränken und zu disziplinieren. Ab und zu passiert es, dass ich an einem Tag zu viel schwer Verdauliches zu mir nehme, besonders gerne sonntags. Da gibt es dann morgens Haferbrei mit Blaubeeren, mittags Pfannkuchen aus Rote-Linsen-Mehl mit

Apfel belegt, nachmittags Nudeln aus Hartweizengrieß mit Lachs beim Stammitaliener und abends Brokkolicremesuppe. Die Menge und die Mischung macht's. Jedes Gericht für sich wäre okay, aber nicht alles an einem Tag. Prompt rumort mein Darm am Abend und signalisiert mir, dass ich erneut auf dem besten Weg bin, undiszipliniert zu werden. Mein linker Unterbauch ist im Vergleich zum rechten Teil dann ganz warm, es zwickt, der Stuhl wird unregelmäßig und ein Völlegefühl herrscht vor. Mein Darm ist wie ein altes Auto, dessen Motor heißläuft, während es sich den Berg hinaufmüht. „Lieber Darm ist ja schon gut, ich habe verstanden. Du bist empfindlich, wie es ein Reizdarm nun mal ist. Das war zu viel für dich.“ Frauenmanteltee und Bitterwurzessenz verschaffen mir Linderung und am nächsten Tag esse ich bewusst ganz leicht, um meinen Darm zu entspannen und zu versöhnen.

Es vermag niemand vorauszusehen, ob schweres Essen einen Schub auslöst, auf jeden Fall aber verursacht es großes Unwohlsein. Über ein bis zwei Wochen während eines Schubs nur Suppe und Brei zu sich zu nehmen macht irgendwie lustlos. Bei Feiern auf die appetitlichen Salate, die heißgeliebten Antipasti mit viel Öl und Dips, Knabberzeug, Desserts und Kuchen zu verzichten fällt allzu oft noch schwer. Daher meide ich vorerst Buffets, denn hier geraten meine Ernährungsprinzipien schnell ins Wanken. Es ist nicht leicht, genussvoll an Dinkelstangen zu mümmeln, wenn in Reichweite eine verheißungsvolle Torte steht. Und am Buffet locken nun mal all die verführerischen darmungesunden Angebote, die schnell zu Durchfall oder Verstopfung führen können. Besonders Weihnachten und Silvester stehen Divertikulitis- und Reizdarmkranke vor besonderen Herausforderungen. Überall werden Kekse, Stollen, Pralinés verschenkt und opulente Schlemmereien angeboten.

Sich in Restaurants stets nach den Zutaten eines Gerichts erkundigen und trotz der großen Auswahl auf der Speisekarte einschränken zu müssen lässt einen hadern. Im Zweifelsfall bitte ich darum, die Zutaten eines Gerichts ändern zu lassen. Gute Restaurants kommen solchen Wünschen gerne nach. Restaurantbesuche gestatte ich mir nur in großen zeitlichen Abständen, aber möglichst nicht an zwei aufeinanderfolgenden Tagen. Am liebsten besuche ich ohnehin die Restaurants, von denen ich weiß, dass mir die Speisen gut bekommen.

Ich vergegenwärtige mir in den frustrierenden Momenten, dass es mir deutlich besser geht, seit ich anders esse. Ab und zu gestatte ich mir jedoch eine kleine kulinarische Sünde. Dies tut meiner Seele gut, denn schließlich soll mein neues Essenverhalten nicht zum Dogma werden. Ich bin nach wie vor eine Genussesserin, für die gutes Essen zur Lebensqualität gehört. Die möchte ich mir nicht von meiner Krankheit vermiesen lassen. Von daher ist es für meine Seelenhygiene sehr wichtig, ab und zu meinem Lust-und-Laune-Prinzip nachzugeben. Ich gestatte mir dann meinen Heißhunger auf Nudeln aus Hartweizengrieß unmittelbar zu befriedigen. Die Vorfreude über diesen kulinarischen Genuss ist für mich, die sich oft Speisen versagt, sehr bedeutsam. Vor meiner Erkrankung kannte ich diese Freude nicht, ich habe sie erst jetzt in der Phase der Entbehrung entwickelt.

Der Prozess einer Ernährungsumstellung

Eigene Essgewohnheiten zu verändern gelingt nicht von heute auf morgen. Es ist ein Prozess, in dem sich nicht nur die Auswahl der Nahrungsmittel verändert, sondern auch die Einstellung zum Essen.

Mein Ernährungstagebuch

Als ich mich entschlossen hatte, meine Ernährung umzustellen, führte ich einen Monat lang ein Ernährungstagebuch. Minutiös protokollierte ich, was ich zu welcher Uhrzeit in welcher Menge gegessen und getrunken hatte, welche Beschwerden wann aufgetreten waren, welche Medikamente ich wann und in welcher Dosis eingenommen hatte. Anhand solcher Eintragungen lassen sich gute wie schlechte Gewohnheiten und Nahrungsmittelunverträglichkeiten erkennen. Ein solches Tagebuch kann dabei unterstützen, sich der eigenen Ernährung bewusst zu werden und Ansätze zur Verbesserung zu finden. Mit seiner Hilfe lassen sich Zusammenhänge zwischen den Darmbeschwerden und der Ernährung herstellen. Es ist ein guter Begleiter auf dem Weg, zwischen darmgesunder und darmungesunder Nahrung unterscheiden zu lernen, und sagt einem, was problemlos gegessen werden kann und welches Essen vermieden werden sollte. Sobald ich Beschwerden habe, notiere ich mir auch jetzt noch alles, was ich in den zwei Tagen zuvor gegessen und getrunken habe. Anschließend stimme ich meine weitere Ernährungsweise darauf ab. So kann ich rekonstruieren, ob falsches Essen oder seelischer Stress meinen Darm gereizt haben.

Mein Tagebuch war in etwa so aufgebaut wie das folgende Musterbeispiel. In eine Tabelle getippt sind die täglichen Notizen übersichtlich und können so Ärzt*innen oder Ernährungsberater*innen gut lesbar vorgelegt werden. Sie bieten eine wichtige Quelle für die weitere Behandlung. Mein Experte wertete nach vier Wochen die Protokolle mit mir aus und stimmte seine Unterstützungsstrategie darauf ab. Zusätzlich zu den konsumierten Nahrungsmitteln, Speisen wie Getränke, können auch besondere Ereignisse wie Stress oder Urlaub notiert werden. Beschwerden lassen sich auch auf solche Umstände zurückführen. Das Ernährungsprotokoll wird dann um ein Symptomprotokoll erweitert.

Datum + Zeit der Nahrungsaufnahme	Welche Nahrung?	Wie viel gegessen?	Wie viel wann getrunken?	Welche Beschwerden sind wie stark aufgetreten?

Tabelle nach C. Meinhold

Weitere gute Muster sind auf der Website der Deutschen Gesellschaft für Ernährung als Download, siehe Adressenteil, Seite 143, und auf meiner Lieblingsplattform **www.darmliebe.de** zu finden.

Einen Ernährungs- und Einkaufsplan festlegen

So phantasielos, wie ich anfangs war, konnte ich mir nicht vorstellen, dass sich aus Gemüse schmackhafte Gerichte zubereiten lassen; Gemüse fand ich eintönig. Dank meines Ernährungsberaters lernte ich schnell Alternativen kennen: Nudeln aus roten Linsen, Haferflockenbrei mit Kamut, rote Bete mit Ziegenkäse. Es machte mir sogar bald Spaß, all diese neuen Nahrungsmittel auszuprobieren. Um die Wirkung der Zutaten testen zu können, sollte nicht zu viel auf einmal, sondern alles nacheinander ausprobiert werden. Ist ein Darm wie meiner Gemüse nicht gewöhnt, sollten die Portionen nur langsam gesteigert werden, damit er sich umgewöhnen kann. Viel Gemüse und somit viele Ballaststoffe strengen den Darm an und er muss dann viel arbeiten.

Diese Liste ist das Ergebnis meiner ersten fünf von zehn Treffen mit meinem Ernährungsberater. Diese Tabelle klebt an meinem Kühlschrank und dient mir zur Orientierung, bevor ich einkaufen oder kochen möchte. Ich aktualisiere sie regelmäßig, weil ich immer wieder neue Erkenntnisse gewinne. Mein Merkzettel veranschaulicht, wie eine Ernährungsänderung umgesetzt werden kann. Meine Jas und Neins basieren auf meinen Erfahrungen, Unverträglichkeiten und individuellen Vorlieben. Diese Notizen werden bei allen sehr unterschiedlich ausfallen.

(Liste/Tabelle auf der nächsten Seite)

JA	NEIN
dunkles Vollkornbrot, fein gemahlen	Roggenbrot, ist schwer verdaulich, z. B. grob geschrotet, schwer verdaulich
Dinkelbrot oder Einkornbrot, Schwarzbrot, Produkte aus Dinkelvollkornmehl	Reis, nur 1 x pro Woche
Vollkornknäckebrot	Schupfnudeln, die stopfen
Vollkornnudeln oder Rote-Linsen-Nudeln	Panade, ist schwer verdaulich und enthält Weizen
Kichererbsennudeln	Süßigkeiten, falls doch mal, zusätzliche Portion Flohsamenschalen
Rote-Linsen-Mehl	Kokosfett und -creme
gutes Olivenöl	Mohn, Sesam und Körner
Erbsen, grüne Bohnen, Linsen nicht zu viel, die blähen	geräucherte Wurstwaren
Wurzelpetersilie	Trockenfrüchte, die stopfen
Zucchini, rote Bete, Möhren	Honig, nur bei Erkältung und dann pur
Spargel und Lauch, nur wenig, da faserig	Auberginen, die ziehen zu viel Fett
Rotkohl gegart	Fenchel wegen der Fasern
Sauerkraut, nicht erhitzt	rohe Salate
Vollkorn- und Haferkekse ohne Weizenmehl	roher Rotkohl
Grissini aus Vollkorn o. Dinkel	Wirsing, da für mich nicht verträglich
Heidelbeeren, gefroren oder frisch	Pfeffer, eher weiß, nicht bei Schub
geschälte rote Linsen, da viel Eiweiß	Sellerie, Achtung: Unverträglichkeit beobachten
in Maßen Krabben	Salzstangen
Kartoffeln oder Gnocchi, gerne aus Süßkartoffeln	gekochte Tiefkühlbeeren
Fleischersatz aus Erbsenproteinen	Weizenmehl, hat keine Bal aststoffe
Hirse mit Gemüse	Ingwer und andere scharfe Gewürze
Polenta	Gnocchi aus Weizenmehl

JA	NEIN
Sellerie, Achtung: Unverträglichkeit beobachten	Schale der roten Paprika, ist schwer verdaulich, daher nicht abends
fetten Käse nur mittags, sonst leichten Käse wie Butterkäse, Frischkäse oder laktosefreien Käse	Hirse nicht pur
Haferdrink	Gurke, generell Rohes wie rohe Tomaten
gegarte Lauchzwiebeln	vegane Rostbratwürstchen, da für mich verträglich
rote Bete, gekocht, in Folie gebacken	abends keinen fetten Käse
Blumenkohl und Brokkoli, gedünstet	schwarzer Tee, max. 3 Min. gezogen, stopft sonst
Senf, entzündungshemmend	möglichst wenig anbraten, je brauner, desto schwerer bekömmlich
Chicoree angebraten	blähendes Kohlgemüse
Gemüse wie Wachsbrechbohnen im Glas, wenn nichts Frisches zur Hand, s. Reisen viele Möhren in allen Varianten, die hemmen Entzündungen	Brokkoli kurz gegart, ist dann schwer verdaulich
	roher Chicoree
	rote und schwarze Linsen nicht abends als rohen Salat
	Spargel, nicht ganz, nur in kleinen Stücken, wegen der Fasern
	Kürbis nicht abends, dann nur als Suppe, da für mich schwer verträglich

Den Stuhl beobachten

Generell wird es ungewohnt sein, den eigenen Stuhl, seine Beschaffenheit und Form, zu beobachten und zu beschreiben. Eine Skala meines Ernährungsberaters half mir dabei, meinen Stuhl in Typen zu klassifizieren. Diese Stuhlgangprüfung ist für die Behebung von Verdauungsproblemen entscheidend und hilft bestimmte Erkrankungen oder Funktionsstörungen zu diagnostizieren.

An der Konsistenz des Stuhls kann erkannt werden, ob genug darmgesunde Nahrung verzehrt wurde. Eine spärliche Stuhlmenge deutet hin auf zu wenig Gemüse beziehungsweise auf zu geringe ballaststoffreiche Kost. Verläuft die Stuhlentleerung anstrengend, sollten mehr Ballaststoffe verzehrt werden. Ist der Stuhl hart, besteht die Gefahr, dass sich dieser an den Divertikeln festsetzt und somit Entzündungen zu befürchten sind. Das Ziel für Betroffene sollte dann sein, harten Stuhl zu vermeiden und zeitnah verstärkt verdauungsfördernde Lebensmittel zu essen. Zwei Portionen Brokkoli als Gemüse mittags oder als Suppe abends, auch rote Bete zeigen bei mir immer schnell Wirkung. Nutzt alles nichts, muss nach Absprache mit dem behandelnden Arzt vorübergehend abgeführt werden, siehe „Entzündungshemmende Lebensmittel und/oder Antibiotika", Seite 76, und „Probiotika", Seite 77.

Durchfall, erkennbar an der weichen Stuhlkonsistenz, ist ebenfalls ungünstig, denn dann werden dem Körper Nährstoffe vorenthalten, und er bringt die Verdauung ziemlich durcheinander. Habe ich Durchfall, bleibt mein Stuhlgang oft für ein bis zwei Tage aus. Eigentlich verständlich, denn mein Darm ist dann leer. In solchen Momenten gelassen zu sein und sich nicht vor einem neuen Schub zu ängstigen ist eine Kunst für sich. Meine Sorge ist berechtigt, denn mit einer unregelmäßigen Verdauung kündigt sich oft ein neuer Schub an.

Ausgewählte Beispiele für eine darmgesunde Kost

Seit über einem Jahr setze ich mich intensiv mit der darmgesunden Verpflegung auseinander, teste viel aus und beobachte die Reaktion meines Darms auf die Ernährung. Auch in der Selbst-Hilfegruppe, siehe „Selbst-Hilfe – Betroffene für Betroffene oder wie helfe ich mir selbst und anderen?“, Seite 83, ist die richtige Ernährung immer wieder Thema.

Die folgenden Informationen basieren auf meinen eigenen Erfahrungen, Erkenntnissen aus meiner Ernährungsberatung, dem Austausch mit anderen Betroffenen, diversen Broschüren und Berichten im Fernsehen. Dabei konzentriere ich mich auf Nahrungsmittel, die für Divertikulitis- und Reizdarm-Betroffene besonders bedeutsam sind.

Meine Angaben ersetzen keine Ernährungsfachbücher und erheben keinen Anspruch auf Vollständigkeit. Alle beschriebenen Wirkungen der jeweiligen Lebensmittel können je nach Krankheitsverlauf individuell verschieden sein. Die einzelnen Themenkomplexe sollen Impulse setzen und Betroffene ermutigen, immer wieder auszuprobieren, um für sich die adäquate Ernährungsweise zu finden.

Für Darmkranke ist es wichtig nachzuvollziehen, warum Nahrungsmittel verzehrt oder nicht verzehrt werden dürfen. Aus eigener Erfahrung weiß ich, dass Verbote und Ratschläge nicht hilfreich sind. Daher versuche ich so konkret wie möglich zu begründen, warum etwas darmgesund ist und ein anderes Nahrungsmittel lieber vermieden werden sollte. Mit diesem Hintergrundwissen fällt es den Betroffenen leichter, konsequent zu sein und zu verzichten.

Das Kapitel entstand in Zusammenarbeit mit einem Ernährungsberater. Besonders für Menschen mit einem kranken, gereizten und sensiblen Darm gelten grundsätzlich drei Regeln:

- Zucker, besonders den zusätzlichen Zucker, zu meiden
- Sich ballaststoffreich und vollwertig zu ernähren
- ausgewogen und bewusst, das heißt ausreichend Gemüse und Obst, zu essen

Die anschließenden Unterkapitel sind aus der Sicht einer Darmkranken zusammengestellt. Allgemeine Ernährungsratgeber gehen auf diese speziellen Bedürfnisse in der Regel nicht ein.

Zucker und Süßes ade

Im Körper lebt eine Vielzahl von Bakterien: Gute und schlechte (schädigende) befinden sich vor allem im Dickdarmtrakt. Zucker vermehrt grundsätzlich die Bakterien, die im Darm Entzündungen begünstigen können, und beeinträchtigt somit die gesunde Darmflora. Blähungen und Verstopfung können die Folge sein. Zucker liefert zudem nur „leere" Kalorien, also viel Energie, doch keine Vitamine, weder Mineral- noch Ballaststoffe, die für Menschen mit Divertikulitis besonders wichtig sind. Zu viel Zucker schwächt zudem das Immunsystem, denn bei einem steten Zuckerkonsum erhöht sich der Insulinspiegel im Körper und dieser fördert Entzündungen geradezu.

Daher ist es besonders für Menschen mit Darmbeschwerden wichtig, den Zuckerkonsum zu drosseln und dabei auch auf den zusätzlichen Zucker zu achten. Mit zusätzlichem Zucker wird der Zucker bezeichnet, der industriellen Lebensmitteln, beispielsweise Fertiggerichten, zugesetzt wird. Auskunft über die Menge gibt die Zutatenliste auf der Verpackung. Für die Darmgesundheit ist es besser, solche Lebensmittel generell zu meiden oder wenigstens einzuschränken. Auch wenn die Bezeichnung

Zucker nicht auftaucht, ist Vorsicht geboten. Vielleicht sind Saccharose, Glukose, Dextrose, Maissirup oder Ähnliches angegeben: Hinter diesen Zusatzstoffen verbirgt sich ebenfalls Zucker.

Für Menschen mit Darmstörungen heißt es, ganz auf zusätzlichen Zucker zu verzichten, denn Zucker ist bereits in vielen Nahrungsmitteln versteckt. Auch Obst enthält Zucker. Der Darm unterscheidet nicht zwischen zusätzlichem und natürlichem Zucker, die Auswirkungen auf den Darm sind dieselben.

Die Nährwertkennzeichnung auf der Verpackung zeigt an, wie viel an natürlichem Zucker im Produkt enthalten ist. Mit natürlichem Zucker wird der Zuckergehalt bezeichnet, der einem Lebensmittel nicht zugesetzt wurde. Haferdrink beispielsweise enthält diesen natürlichen Zucker, der auf der Nährwerttabelle der Packung angeben ist. Pro Glas (200 ml) sind das neun Gramm. Um sich zu verdeutlichen, wie viel Zucker pro Tag, pro Woche gegessen wird, ist es sinnvoll, den eigenen Zuckerkonsum in Gramm zu ermitteln. Wie viel Gramm Zucker sind beispielsweise in der täglichen Marmeladenportion enthalten oder in einem Vollkornkeks? Die Berechnung erfolgt nach der Mengenangabe auf der Packung. Der Zuckergehalt ist meist für 100 Gramm oder 100 Milliliter angegeben, sodass er anteilsmäßig für den realen Konsum berechnet werden kann. Hilfreich ist dabei, die eigene Ration zu wiegen. In manchen Lebensmitteln, wie in Leberwurst zum Beispiel, lässt sich der versteckte Zucker leider schlecht ermitteln. In Fertiggerichten befindet sich in der Regel sehr viel Zucker. Es lohnt sich also, das Kleingedruckte auf der Verpackung genau zu prüfen. Zucker ist Zucker, und es macht laut Aussagen vieler Ernährungsberater*innen keinen Unterschied, ob es sich um Honig, Rohrzucker, Kokosblütensirup oder Apfelsüße handelt.

Als Mensch mit Darmbeschwerden lehne ich also zusätzlichen Zucker per se ab und trainiere meinen Zuckerkonsum zu minimieren. Ich bevorzuge die Lebensmittel ohne Zucker & Co auf der Zutatenliste. Ab und zu gönne ich mir eine süße Sünde in Form eines Dinkelzwiebacks mit Marmelade oder einem Aufstrich mit hohem Fruchtanteil oder zucker- und kohlenhydratreduziert wie Apfelkraut, wohl wissend, dass es nur eine kleine Dosis sein darf. Die Gemütlichkeit, die eine Tasse Kaffee und ein Plätzchen – natürlich ein Vollkornkeks – verbreiten, ist in manchen Momenten einfach durch nichts zu ersetzen.

Gleichwohl lohnt es sich, zu prüfen, wo Zucker eingespart werden kann. So verzichtete ich zum Beispiel schnell auf Zucker im Tee. Nachdem ich den Zucker immer mehr reduziert und Kuchen konsequent links liegen gelassen hatte, machte ich die überraschende Beobachtung, dass mir Kuchen und Eis nicht mehr schmeckten.

Früher gehörte das heißgeliebte Lakritzeis zu meinem Urlaub wie Ebbe und Flut. Ich habe ein Bällchen davon nach einem Jahr Karenz nochmals probiert, und siehe da, die Begeisterung war weg. Meine Freude auf geraspelte Möhren mit Essig und Olivenöl ist inzwischen größer.

Ballaststoffreich und vollwertig ernähren

Anders als der Begriff Ballast vermuten lässt, belasten Ballaststoffe den Darm nicht, sondern – im Gegenteil – sie helfen dem Darm bei seiner Arbeit und sind ein wertvoller Bestandteil der täglichen Ernährung. Eine ballaststoffreiche Kost regt die Verdauung an, indem sie die Darmbewegung aktiviert, erleichtert somit den Stuhlgang, mindert Verdauungsbeschwerden und beugt also einer Verstopfung vor.

Ballaststoffe besitzen die Fähigkeit, Wasser an sich zu binden. Sie quellen dadurch im Darm auf und sorgen somit für mehr Volumen. Dieses Volumen macht länger satt. Die dem Darm nützlichen, die guten Bakterien leben von diesen Ballaststoffen.

Was sind Ballaststoffe?

Ballaststoffe sind Kohlenhydrate, die vorwiegend in pflanzlichen Lebensmitteln vorkommen. Als ballaststoffreich gelten Getreide wie Hafer, Dinkel, Gerste, Reis und Hirse, Obst, Gemüse, Hülsenfrüchte sowie Sesam. Besonders Bohnen, Brokkoli, Erbsen und Sojabohnen, aber auch Haferflocken wird ein hoher Ballaststoffgehalt zugeschrieben. Flohsamenschalen, siehe Seite 67, die beispielsweise aus den Wegericharten Plantago indica und afra gewonnen werden, gelten ebenfalls als sehr ballaststoffreich, Tomaten dagegen kaum. Halbrohe Brokkoli können jedoch Blähungen verursachen und sollten daher lange gegart werden. Bei faserigem Gemüse wie Fenchel, Chicoree oder Spargel wird Menschen mit Divertikulitis zu Vorsicht geraten. Die Fasern könnten sich an den Divertikeln festsetzen und zu weiteren Entzündungen beitragen.

Ballaststoffe werden in lösliche und unlösliche unterschieden. Die Unlöslichen, Vollkornprodukte, erhöhen das Volumen des Nahrungsbreis, und die Beförderung der verdauten Speisen wird somit erleichtert. Lösliche wie Obst und Gemüse binden Wasser und der Stuhl wird so weicher und der Stuhlgang somit leichter.

Übrigens: eine Scheibe Vollkornbrot liefert bei 99 kcal vier Gramm Ballaststoffe. Von Toastbrot dagegen werden vier Scheiben mit 312 kcal benötigt, um vier Gramm Ballaststoffe zu erhalten.

Als Neuling machte ich zu Beginn meiner Ernährungsumstellung einen gravierenden Fehler. Ich aß zu viel Gemüse auf einmal und erhöhte den Ballaststoffanteil in meiner Nahrung somit zu rapide. Mein Darm war so viele Ballaststoffe nicht gewöhnt und reagierte äußerst gereizt. Der nächste Schub war vorprogrammiert. Bei einer Ernährungsumstellung braucht auch der Darm Zeit, um sich mit den neuen Nahrungsmitteln vertraut zu machen und sie schätzen zu lernen.

Vollkornprodukte – das volle Korn

Vollkornprodukte sind ein grundlegender Bestandteil einer ballaststoffreichen und vollwertigen Ernährung. Eine vollwertige Ernährung mit weitestgehend naturbelassenen Getreideprodukten und Stärkebeilagen liefert zusätzlich zu den Ballaststoffen ausreichend Energie und wertvolle Nährstoffe wie Vitamine, Mineralstoffe, Proteine, Eiweiß, Fette, Kohlenhydrate. Menschen mit Darmbeschwerden nehmen oft schnell und sehr viel ab und benötigen daher genügend Kalorien und Kohlenhydrate.

Getreide und Getreideprodukte wie Brot, Nudeln und Reis sowie Kartoffeln sind eine gute Grundlage für eine vollwertige Ernährung. Brot aus fein gemahlenem Vollkornmehl, das nicht industriell, sondern handwerklich produziert wird und dessen Teig lange gärt, gilt als sehr bekömmlich. Brote aus Weizenweißmehl, aus grob geschrotetem Getreide wie Roggenbrot und Schwarzbrot gelten dagegen als schwer verdaulich. Die Wiederentdeckung alter Weizensorten, sogenannter Urgetreide wie Kamut, Emmer, Einkorn und Dinkel, verschafft aber auch Menschen mit einem sensiblen Darm viele leckere Alternativen, die ebenso in Müsli oder Beilagen wie Naturreis, Hirse, Quinoa und Couscous zu finden sind.

Bei Dinkelmehl gilt, dass es nur dann ein Vollkornprodukt ist, wenn auf der Nährwerttabelle Dinkelvollkornmehl angegeben ist.

Alternativen bei Weizensensitivität

In der Bevölkerung nimmt die Weizenunverträglichkeit, sogenannte Weizensensitivität, zu. Sie zeigt ähnliche Symptome wie eine Divertikulitis oder ein Reizdarmsyndrom. Die Forschung geht davon aus, dass diese Intoleranzen zu einem großen Teil auf den modernen Weizenanbau mit seinen Pestiziden und Stickstoffen sowie auf die industriellen Backverfahren zurückzuführen sind. Beim Brot sollte daher auf seine Zusammensetzung und das Backverfahren geachtet werden.

Die alte Weizensorte Einkorn gilt als Alternative zum herkömmlichen Weizen, da sie reich an Mineralstoffen und Spurenelementen wie Magnesium, Kupfer, Mangan, Zink und Eisen ist. Zudem enthält Einkorn viele essenzielle Aminosäuren und wie alle Vollkornprodukte wertvolle Ballaststoffe. Emmer, der sogenannte Steinzeitweizen, ist ebenfalls besonders eiweiß- und mineralstoffreich, eisenhaltig und weist viel weniger Gluten auf als der heute übliche Weizen.

Wegen meiner Weizenunverträglichkeit verzichte ich inzwischen möglichst auf Weizenmehl und habe seitdem viel seltener Darmreizungen und Druckschmerzen. Mein Favorit ist das Einkornbrot, das mir sehr gut bekommt. Mein Darm ist wohlauf und auch nach drei bis vier Scheiben am Tag in guter Verfassung.

Auch hier gilt wieder, das Kleingedruckte auf den Packungen zu lesen. Denn wer erwartet Weizenmehl in geriebenem Parmesankäse, in Vollkornkeksen, Fertigdesserts oder Eiscreme?

Ausgewogen essen bedeutet portionsgerecht auszuwiegen

Wie bereits in „Diagnose Divertikulitis und Reizdarm – was nun?“ erwähnt, vertragen Menschen mit Darmbeschwerden oft bestimmte Nahrungsmittel nicht, sodass die Gefahr der einseitigen Ernährung besteht. Trotz alledem ist es für sie wichtig, ausgewogen zu essen, besonders in Hinblick auf die erforderliche Tagesration an Ballaststoffen und Vollkornprodukten. Die allgemein bekannte Ernährungspyramide gibt diese empfohlenen Mengen grundsätzlich in Portionen an, siehe Mess-Tabelle II, Seite 68:

- 3 x festes Gemüse à 150 Gramm, inkl. Blattsalate à 60 Gramm, insgesamt rund 400-450 Gramm Gemüse
- 1-2 x Obst, beispielsweise Beerenobst oder Apfel à 63g, insgesamt 125 Gramm
- plus 4 Portionen Getreideprodukte und Stärkebeilagen wie beispielsweise

- 1 x Kartoffeln à 200-225 Gramm
- 2-3 x Brot pro Scheibe 50-75 Gramm
- 1 x Reis, Hirse trocken 50-60 Gramm, 150-180 Gramm gekocht
- Nudeln 60-80 Gramm trocken, 180-240 Gramm gekocht

Mit Darmproblemen sind oft Intoleranzen verbunden, darunter auch Fruktoseunverträglichkeit, die den Verzehr von Obst problematisch macht. Die empfohlenen zwei Portionen Obst können aber durch Gemüse ersetzt werden.

Um konkret zu wissen, wie viel eine Portion beträgt, wird diese zunächst mit einer doppelten Hand ermittelt, die Doppelhand. Ein Nahrungsmittel, das in eine gefüllte Doppelhand passt, ergibt eine Portion. Und wie wird nun die Menge ermittelt und entsprechend in Portionen aufgeteilt? Dazu habe ich mir eine Methode überlegt, die eine Übersicht gewährt, wie viel Gemüse, Vollkornkost und Ballaststoffe ich auf den Tag verteilt verzehre beziehungsweise verzehren sollte. Erreiche ich an Ballaststoffen das Mindestmaß von 40 Gramm, erfülle ich einen wichtigen Teil meiner ausgewogenen Ernährung.

Dazu ein Beispiel anhand meines Lieblingsgemüses, den Möhren. Ich möchte zu einer Mahlzeit mittags Möhrengemüse mit Kartoffeln als Beilage verzehren. Dazu schneide ich drei mittelgroße Möhren mit einer Länge von fünfzehn Zentimetern in kleine Stücke. Ich habe vorher grob geschätzt, dass diese drei Möhren eine Portion ergeben könnten. Die Möhrenstücke nehme ich mit meinen beiden Händen auf, die aneinander gewölbt eine Doppelhand ergeben. Meine Küchenwaage zeigt 130 Gramm an: ungefähr eine Portion.

Um täglich drei Portionen Gemüse, 400-450 Gramm, zu erreichen, müsste ich also drei Doppelhände Möhren essen, 3 x 135 Gramm. Mit den Kartoffeln mache ich das Gleiche. Drei mittelgroße Kartoffeln ergeben eine Doppelhand, also eine Portion.

Beim nächsten Mal brauche ich Möhren und Kartoffeln nicht mehr zu wiegen. Es ist also nur am Anfang zeitaufwendig, das Gewicht von Gemüse und Obst akribisch zu ermitteln und in Portionen umzurechnen. Bei einigen Lebensmitteln erübrigt sich das Auswiegen, denn eine Scheibe Brot à 50 Gramm oder ein Apfel à 60 Gramm ergeben jeweils eine Portion, und bei Haferflocken sind vier Esslöffel eine Portion, also ein Viertel der empfohlenen Tagesration Vollkorn.

Bei Tiefkühlkost ist die Portionsberechnung noch einfacher, denn auf der Packung ist bereits die Gesamtmenge in Gramm verzeichnet. Ein Beispiel: eine Packung gefrorene Heidelbeeren enthält 300 Gramm Gesamtgewicht, also fünf Portionen à 60 Gramm. Ich habe durch Auswiegen ermittelt, dass ein Esslöffel rund 10 Gramm Beeren fasst. Eine Portion Beeren sind demnach 6 EL.

Wenn die empfohlene Tagesdosis für eine darmgesunde Ernährung mit 40 Gramm Ballaststoffen angegeben ist, stellt sich die Frage: Wie kann ich diese ermitteln? Woher weiß ich, wie viel Ballaststoffe beispielsweise in einer Möhre stecken? Dafür gibt es entsprechende Tabellen, zum Beispiel die Tabellen für Lebensmittelauswahl in den Prospekten der Deutschen Gesellschaft für Ernährung (DGE) oder in der DGE-Infothek, siehe Adressen und Literatur im Anhang ab Seite 141. Besonders empfehlenswert ist die Broschüre „Essen und Trinken beim Reizdarmsyndrom“. Auch Ernährungsfachleute helfen hier gerne weiter und haben dazu entsprechende Verzeichnisse. Anhand der Tabellen lässt sich auf der Basis des individuellen Speiseplans die eigene Tagesmenge an Ballaststoffen ermitteln.

Mir geben die beiden folgenden exemplarischen Tabellen eine hilfreiche Übersicht, ob und wie ich meine tägliche Ration Ballaststoffe auf die vier bis fünf Mahlzeiten verteile. Selbstverständlich ändert sich diese Tabelle je nachdem, was ich esse, und wird nicht jeden Tag neu angefertigt. Eine beispielhafte Alternative dazu ist in Klammern in der Tabelle eingefügt. Diese Übersicht ist lediglich eine Orientierungshilfe für diejenigen, die mit der Ernährungsumstellung beginnen oder es ohne fachliche Hilfe probieren möchten.

Messtabelle I: Ballaststoffgehalt/Tag

Der Ballaststoffgehalt wird meist in Gramm angegeben und bezieht sich auf 100 Gramm des jeweiligen Produkts. Zur besseren Veranschaulichung hier noch weitere Beispiele: 100 Gramm grüne Erbsen, gegart, enthalten acht Gramm Ballaststoffe, Birnen 3,9 Gramm, Maronen 8,8 Gramm, 100 Gramm Süßkartoffeln 3 Gramm.

Mahlzeit	Nahrungsmittel	Umrechnung in Gramm	Gesamtmenge Ballaststoffe
Frühstück	Haferflockenbrei	1 EL = 10 g	
	4 EL kernige Haferflocken	pro 10 g = 1 g Ballaststoffe (Richtwert)	4 g
	aufgekocht in 2 Gläser Haferdrink	pro Glas 1,2 g x 2	2,4 g
Mittagessen	1 Portion Kartoffeln	= 2-3 Kartoffeln	3 g
	1 Portion Brokkoli	eine sog. Handvoll	4,5 g
Alternativ:	1 Portion Paprika	eine sog. Handvoll	5,4 g
	1 Portion Fleischersatz aus Erbsenprotein	Packung = 2 Portionen	10,9 g
Alternativ:	1 Portion Kichererbsennudeln	1 Portion = 10,9 g	
		ca. 150 g (Packung)	
		gesamt = 250 g)	(16,5 g)
		100 g =11 g	

Mahlzeit	Nahrungsmittel	Umrechnung in Gramm	Gesamtmenge Ballaststoffe
Nachtisch	1 mittelgroßer Apfel 3 EL Naturjoghurt mit 1 TL Flohsamen-schalen	 1 TL = 2 g, 100 g = 85,1 g	2,5 g 1,7 g
Zwischensnack	1 Scheibe Vollkornbrot mit Quark + 2 TL Fruchtaufstrich	1 Scheibe = 4,1 g 260-g-Glas (13 Portionen), 1 Portion = 0,4 g = 1 TL x 2	4,1 g 0,8 g
Abendbrot	2 Scheiben Vollkornbrot mit 2 EL Brotaufstrich aus Linsenmus	1 Scheibe = 4,1g x 2 1 Glas = 140 g 100 g = 5,6 g 1 Portion = 1 EL = 40 g	8,2 g 2,2 g
Gesamt			**44,3 g**

Ich habe die Mindestmenge von 40 Gramm pro Tag sogar übertroffen und ernähre mich demnach ausreichend mit Ballaststoffen.

Die Tagesration von 40 Gramm Ballaststoffen wird Menschen mit Darmproblemen empfohlen. Bei gesunden Menschen beträgt die Tagesration 30 Gramm.

Messtabelle II: Optimale Tagesration Gemüse, Obst und Vollkorn, Angabe in Portionen

Mahlzeit	Nahrungsmittel	Portion = D.-hand	Menge/ Gramm
Frühstück	Haferbrei, s. oben, mit Beeren, frisch oder gefroren	4 EL Haferflocken VK = 1 Portion 6 EL O = 1 Portion	1 EL = 5 g 10g/EL = 60g
Mittagessen (1 tiefer Teller) Nachtisch	3 mittelgroße, finger-dicke Möhren à 15-20 cm lang 3 mittelgroße Kartoffeln 1 mittelgroßer Apfel	D.-hand G = 1 Portion D.-hand VK =1 Portion Richtwert O =1 Portion	130 g 150-200 g 60g
Alternativ	2 spitze rote Paprika 1/3 Kürbis	1 D.-hand G =1 Portion 1,5 D.hand G = 1,5 Portionen	140 g 145g
Zwischensnack	1 Scheibe Vollkornbrot m. Käse	Scheibe VK = 0,5 Port.	50-75g

Mahlzeit	Nahrungsmittel	Portion = D.-hand	Menge/ Gramm
Abendbrot	2 Scheiben Vollkornbrot und	Scheibe VK = 0,5 Portion X 2 = 1 Portion	100-150g
	Rote Beete Salat, vorgekocht, eingeschweißt, m. Essig + Öl1 große Knolle = 153 g in eine D.-Hand	G = 1 Portion	153g
	2 in Essig + Öl marinierten Möhren, gegart	G = 1 Portion	
gesamt		**G = 3 Portionen** **O = 2 Portionen** **VK = 3,5 Portionen**	

Legende: Vollkornprodukte, **VK**, gesamt 4 Portionen; Gemüse, **G**, gesamt 3 Portionen; Obst, **O**, gesamt 2 Portionen, **D-Hand** = Doppelhand

Erkenntnisse aus den Ergebnissen dieser Messtabellen:

Meine Verteilung der einzelnen Portionsmengen auf den Tag und die Mahlzeiten ist noch nicht optimal und meine Gemüserationen sollte ich anders aufteilen: Bekömmlicher ist es, abends die Gemüseration von zwei Portionen auf eine Portion zu senken. Dafür könnte ich die Mittagsportion Gemüse auf 1,5 bis zwei Portionen erhöhen. Alternativ könnte der Zwischensnack um eine Portion Gemüse – beispielsweise durch eine Beilage aus rohem Gemüse wie eine rote Paprika – ergänzt werden.

Goldene Regeln für eine ausgewogene Ernährung bei Menschen mit Darmproblemen

Ausgewogenheit bezieht sich nicht nur auf die Nahrungsmittel, sondern auch auf das Essverhalten, die Essgewohnheiten und Essrituale. Ausgewogen essen bedeutet sich bewusst zu ernähren.

- Kleine, häufige Mahlzeiten einhalten: vier bis fünf Mahlzeiten auf den Tag verteilt strengen den Darm weniger an.
- Gemüse, Obst und Vollkornprodukte auf den Tag verteilt verzehren, um den Darm nicht zu sehr zu belasten, eine Portion Obst beispielsweise kann bereits morgens dem Müsli hingefügt werden.
- Fixe Zeitabstände zwischen den Mahlzeiten beachten, denn der Darm liebt die Gewohnheit.
- Gemüse, Vollkornprodukte und Ballaststoffe möglichst auf den ganzen Tag beziehungsweise auf mehrere Mahlzeiten verteilen, denn dies bekommt dem Darm besser.
- Abends nur leicht verdauliche Speisen zu sich nehmen, denn der Darm benötigt Zeit zur Ruhe. Also keine rohen Salate, kein blähendes Gemüse oder fettreichen Käse essen. Stattdessen Frischkäse oder Käse mit geringem Fettgehalt wie Butterkäse verspeisen.
- Abendbrot einige Stunden vor dem Zubettgehen und nicht kurz davor einnehmen, damit der Darm möglichst entspannen kann.
- Danach sollte nichts mehr gegessen werden. Kleine Snacks auf der Coach beim Fernsehen sind tabu, denn der Darm benötigt Zeit zum Ausruhen.
- Auf die richtige Zusammensetzung der Speisen achten:
  2 Teile Gemüse, 1 Teil Eiweiß wie Fisch oder Fleisch und 1 Teil Sättigungsbeilage wie Nudeln oder Kartoffeln.
- Reichlich Wasser trinken, am besten schon einen Becher lauwarmes Wasser vor dem Frühstück, denn es aktiviert die Arbeit des Darms.
- Langsam essen und möglichst nicht beim Essen sprechen, damit nicht so viel Luft geschluckt wird.

- Langsam und gründlich kauen, jeden Bissen mindestens 15-mal. Beim hastigen Essen wird nicht gründlich genug gekaut und die Menge, die geschluckt wird, ist zu groß. Magen und Darm müssen sich unnötig anstrengen. Dies kann bei Menschen mit einem sensiblen Verdauungstrakt zu Beschwerden führen.

Hilfe bei Blähungen

Menschen, die am Reizdarmsyndrom leiden, reagieren oft mit Blähungen. Dieser sogenannte Blähtyp sollte auf blähende Lebensmittel verzichten oder nur in kleinen Mengen verzehren. Blähen können alle stärkehaltigen Produkte wie Kohlsorten, Blumenkohl, Brokkoli, Kohlrabi, Hülsenfrüchte wie Erbsen, Bohnen, geschälte oder rote Linsen, grob geschrotetes Vollkornbrot, Zwiebelgewächse, Knoblauch, Porree, Lauch, fette Speisen und scharfe Gewürze, aber auch große Mengen an rohem Gemüse oder Blattsalaten. Meistens werden stattdessen blanchiertes Gemüse sowie Kräuter und Gewürze empfohlen, die Blähungen deutlich senken, wie Ingwer, frischer Dill, Anis, Kümmel oder Zimt. Die gasbildenden Darmbakterien können durch Probiotika, siehe „Probiotika“, Seite 77, minimiert werden.

Hilfe bei Durchfall

Linderung bei Durchfall versprechen schwarzer Tee, der über fünf Minuten gezogen ist, Frauenmanteltee, über 15 Minuten gezogen, Bananen, Möhrensuppe, Reisbrei in flüssiger Konsistenz.

Flohsamenschalen nehmen viel Wasser auf und helfen somit bei Durchfall. Normalerweise hat man keine Lust oder keine Kraft, sich eine Möhrensuppe zu kochen. Hier empfiehlt es sich, immer eine Portion einzufrieren. Diese ist bei aktuellem Bedarf schnell aufgetaut.

Verdauungsfördernde Gewürze und Gemüse

Der Schrecken vieler Darmkranker ist eine Verstopfung. Es ist daher sehr wichtig, mithilfe von Nahrungsmitteln und/oder Gewürzen den Darm und die Verdauung anzuregen.

Im Allgemeinen fördern alle festen Gemüsesorten wie etwa Möhren, rote Bete, Sellerieknollen oder Pastinaken die Verdauung. Auch Sauerkraut, eingelegte Gurken, Avocados und Sauerteigbrot helfen Verstopfungen zu verhindern. Rohes Sauerkraut direkt nach dem Aufstehen auf nüchternen Magen oder ein Esslöffel Apfelessig in einem Glas Wasser vor dem Frühstück helfen ebenfalls. An mir selbst habe ich beobachtet, dass Brokkoli meine Verdauung anregt. Gerät mein Stuhlgang mal ins Stocken, setze ich gezielt Brokkoli als Verdauungsbeschleuniger ein. Ich bezeichne es als mein Vernunftgemüse. Ein Becher lauwarmes Wasser vor dem Frühstück und mein Haferbrei mit Milch aufgekocht und Kurkuma gewürzt, regen bei mir die Verdauung ebenfalls zügig an.

Verdauungsanregend sollen Gewürze wie Kreuzkümmel, Curry, Chili, Kurkuma, Bohnenkraut im Eintopf, Kardamom, Pfeffer, Piment und Senfsaat wirken.

Bei Übelkeit und anderen Verdauungsbeschwerden helfen beispielsweise Basilikum, frisch und getrocknet, Hirtentäschel als Tee, Frauenmanteltee, Verdauungstee mit Fenchel, Angelikawurzel und Kümmel.

Schwer bekömmliche Nahrungsmittel

Als schwer verdaulich gelten Champignons und andere Pilze, weil sie lange im Magen bleiben, Blattspinat – im Gegensatz zu gehacktem Spinat –, die Haut der roten Paprikaschoten, Salatgurke, Trockenobst, Vollkornbrot mit ganzen Körnern, frisches Brot, in Fett ausgebackene Kartoffelgerichte wie Bratkartoffeln, gepökelte Wurst, fettes Fleisch wie Ente und Gans, Sellerie. Ob roher Salat, besonders Blattsalat, bekömmlich ist, lässt sich kaum verallgemeinern, da machen alle Betroffenen unterschiedliche Erfahrungen. Ich vertrage Salat nur noch aus geraspelten Möhren mit Essig und Öl.

Milch gilt für Menschen mit einem gereizten Darm als nicht empfehlenswert, Joghurt und Käse dagegen sind verträglich. Geräucherte Wurst und stark gezuckertes Gebäck gelten ebenfalls als schwer verdaulich.

Ich mache die Erfahrung, dass ich abends leichtes Essen und kleine Portionen besser vertrage und Nudelgerichte mir zu schwer im Magen liegen. Größere Portionen oder schwer Verdauliches esse ich daher eher mittags. Püriertes Gemüse, Suppen und Brei schonen den Magen-Darm-Trakt. Warum nicht einmal pro Woche einen Suppen- und Püreeabend einlegen? Damit mache ich sehr gute Erfahrungen.

Körner und Nüsse

Hier scheiden sich die Geister. Bisher wurde Divertikulitiskranken von Körnern oder Nüssen abgeraten. Laut neuer Studienergebnisse des Berufsverbandes Deutscher Internisten (BDI) wird diese Vorsichtsmaßnahme jedoch revidiert. Bisher ging man davon aus, dass nicht verdaute kleine Partikel von Körnern und Nüssen sich an den Divertikeln festsetzen. Jedoch enthalten Nüsse antientzündliche Substanzen. Am besten ist es auch hier wieder, selbst auszutesten, was einem bekommt und was nicht. Hierzu eignet sich das erwähnte Ernährungstagebuch, in dem die Wirkungen minutiös notiert werden. Ich urteile hier nach meinem Bauchgefühl und esse vorsichtshalber keine Körner mehr. Die Wirkung von Nüssen kann ich nicht beurteilen, denn auf die verzichte ich aufgrund meiner Nussunverträglichkeit schon seit Längerem.

Getränke

Immer wieder ist zu hören: trinken, trinken, trinken. Zu empfehlen sind stilles Wasser und ungesüßte Kräutertees, mindestens zwei Liter am Tag. Abzuraten ist von kohlensäurehaltigen und eisgekühlten Getränken; beides reizt den Magen beziehungsweise die angegriffenen Schleimhäute des Darms.

Zwei Liter, so habe ich errechnet, sind rund acht Kaffeebecher – keine Tassen –, eine gut zu merkende Maßeinheit. Seit ich mich hiernach richte, trinke ich täglich mehr.

Wasser löscht nicht nur den Durst, sondern befördert auch die Nährstoffe durch den Körper. Eine ballaststoffreiche Ernährung macht besonders viel Flüssigkeit erforderlich. Sie sorgt dafür, dass der Speisebrei besser durch den Darm transportiert werden kann und der Stuhl weich ist.

Wie schwarzer Tee und Kaffee auf die Darmgesundheit wirken, vermag jeder für sich selbst auszuprobieren. Grüner Tee gilt gemeinhin als ein gutes Mittel zur Erhaltung der Gesundheit. Er wirkt entgiftend, fördert die Verdauung und beugt Entzündungen vor. Von großen Mengen Alkohol und Kaffee rät man Menschen mit Darmbeschwerden eher ab.

Flohsamenschalen

Den meisten Menschen mit Darmproblemen wird die tägliche Einnahme von Flohsamenschalen empfohlen, die wegen ihres hohen Ballaststoffanteils zu den Ballaststoffpräparaten zählen. Die hilfreichen Bakterien, die im Dickdarm zu vielen Millionen unermüdlich daran arbeiten, die Speisereste weiter zu verdauen, leben von löslichen Ballaststoffen, die auch in Flohsamenschalen zu finden sind. Durch eine regelmäßige Verdauung verlassen Giftstoffe, die über den Darm ausgeschieden werden sollen, schneller den Körper. Die vielen „guten“ Bakterien verdrängen die schädlichen Bakterien sowie Giftstoffe und können so Krankheiten vorbeugen. Man könnte also sagen, Flohsamenschalen helfen den Darm zu entgiften.

Es ist bei Flohsamen unbedingt auf den Unterschied zwischen Flohsamen und Flohsamenschalen zu achten. Flohsamen, kleine braune Körnchen, werden bei Verstopfung verwendet und würden beim sogenannten Durchfalltyp des Reizdarmpatienten den Zustand nur verschlimmern. Flohsamenschalen, die Menschen mit Darmbeschwerden verzehren, ergeben dagegen ein helles feines Mehl. Nur die Hülle der Flohsamen, also die Flohsamenschalen, dickt den Speisebrei so ein, dass dieser weder zu weich noch zu hart wird – vorausgesetzt, die Flüssigkeitszufuhr stimmt. Stuhl in dieser Konsistenz ist leichter auszuscheiden und vermeidet somit Verstopfungen.

Flohsamenschalen binden viel Wasser, da sie auch reich an Quellstoffen sind, die vor allem die Bewegungen des Darms anregen. Das Aufquellen dehnt zudem den Magen, der den Speisebrei länger bei sich behält. Dadurch hält das Sättigungsgefühl länger an.

Es wird empfohlen, Flohsamenschalen unmittelbar vor oder nach einer Mahlzeit einzunehmen und auf jeden Fall sofort danach ein bis zwei Gläser Wasser zu trinken. So ist die Wirkung größer. Sie können aber auch über das Essen gestreut werden. Flohsamenschalen sollen nicht gleichzeitig mit anderen Medikamenten eingenommen werden.

Wird mit der Einnahme von Flohsamenschalen begonnen, reicht grundsätzlich ½ TL täglich, der auf 1 TL zweimal täglich erhöht wird. Bei einem Schub sind Flohsamenschalen unbedingt zu meiden, denn dann soll die Verdauung nicht angeregt, sondern der Darm geschont werden. Grundsätzlich ist in dieser Phase auf ballaststoffreiche Ernährung zu verzichten.

Umgang bei Schüben und Hilfe bei Reizdarmproblemen

Hier wird stets leichte Nahrung empfohlen wie ausnahmsweise Weißbrot, möglichst ohne Rinde und nicht getoastet, Suppen, Babynahrung oder Brei, püriertes Gemüse, auf keinen Fall ballaststoffreiche Nahrung wie Vollkornbrot oder schwer Verdauliches. Sobald sich ein Schub ankündigt, stelle ich sofort auf Püree und Suppen um. Es spricht viel dafür, die Suppen selbst aus leicht verdaulichem Gemüse zuzubereiten: Dosensuppen enthalten Konservierungsstoffe. Möhrensuppe muss zudem lange kochen, damit sich die entzündungshemmenden Wirkstoffe des

Wurzelgemüses entfalten. Gemüsebreireste vom Mittag können abends zu einer Suppe püriert werden. Diese leichte Kost gönnt dem Darm die notwendige Ruhe. Auf jeden Fall sollte viel getrunken werden, stilles Wasser oder Kräutertees.

Ist der Schub überstanden, kann langsam wieder damit begonnen werden, zur gewohnten Ernährung überzugehen. Oft hilft es, den Darm sanft im Uhrzeigersinn rund dreimal zu massieren, beruhigende Öle wie Magnesiumöl steigern die wohltuende Wirkung. Mein Darm spricht darauf gut und schnell an.

Viele Betroffene machten bei Darmbeschwerden gute Erfahrungen mit dem Intervallfasten. Hierbei wird die Nahrungsaufnahme auf etwa acht Stunden beschränkt, z.B. von 10 bis 18 Uhr. In der restlichen Zeit des Tages wird dann ganz auf Nahrung verzichtet. Ziel ist es, Magen und Darm zu entspannen und damit die Regeneration zu fördern. Häufige Mahlzeiten könnten diesen Prozess stören.

Andere Betroffene wiederum verzichten ganz auf Nahrung. Diese sogenannte Nahrungskarenz ist nicht für jeden geeignet; sie kann den Kreislauf belasten.

Entzündungshemmende Lebensmittel und/oder Antibiotika

Entzündungslindernde Wirkung haben unter anderem lange gegarte Möhren, Myrrhe, Kamille, Kümmel, Fenchel, Anis oder Frauenmanteltee, der möglichst 10 bis 15 Minuten gezogen ist. Fenchel und Anis besitzen krampflösende Eigenschaften. Bei leichteren Entzündungsfällen hilft diese Schonkost oft.

Halten die Schübe an, werden die Schmerzen stärker und besteht aufgrund einer Eiterbildung im Bauchraum Lebensgefahr oder tritt sogar Fieber auf, ist unbedingt der*die behandelnde Arzt/Ärztin zu konsultieren. Meist verordnet er*sie dann ein Antibiotikum beziehungsweise eine Infusion im Krankenhaus.

Antibiotika sind Arzneistoffe, die eine bakterielle Infektion bekämpfen und krank machende Bakterien abtöten sollen. Dabei zerstören sie leider auch die guten Darmbakterien, die die Darmflora aufbauen. Antibiotika sind daher wortwörtlich Gift für die Darmflora. Die Darmflora muss daher im Anschluss an eine solche „Rosskur" wiederaufgebaut werden. Antibiotika können auch Durchfall verursachen. Schon nach wenigen Tagen der Einnahme von Antibiotika minimieren sich die guten Darmbakterien um ein Vielfaches.

Wichtig: Antibiotika dürfen nicht mit Milchprodukten, Hafer und Flohsamenschalen eingenommen werden.

Bei Darmentzündungen raten Mediziner*innen zur Vermeidung von Verstopfung oft sehr schnell zu einem Abführmittel. Abführmittel sollten jedoch möglichst nicht dauerhaft eingesetzt werden, da sie dem Körper Wasser und Mineralstoffe entziehen und die Darmträgheit begünstigen. Bei einer akuten Divertikulitis mit Komplikationen oder bei chronischer Verstopfung sind Abführmittel allerdings medizinisch notwendig.

Probiotika

Probiotika sind Bakterienstämme, die normalerweise bei gesunden Menschen ausreichend in Dünn- und Dickdarm vorkommen und die nützlichen Darmbakterien begünstigen. Die Weltgesundheitsorganisation (WHO) bezeichnet sie als lebende Mikroorganismen, die mit dazu beitragen, die gesunde Darmflora beispielsweise nach der Einnahme von Antibiotika wiederaufzubauen. Probiotika sorgen also für ein gesundes Darmmilieu. Ein gesunder Darm besitzt in der Regel ein Vielfaches an probiotischen Bakterien. Ist die Darmflora jedoch gestört, sind diese Bakterien nicht mehr ausreichend vorhanden und müssen zusätzlich aufgenommen werden.

Probiotische Kulturen gibt es in speziellen Joghurts, in Nahrungsergänzungsmitteln sowie in Arzneien, Pillen, Trinkampullen. Die Auswahl der Probiotika hängt von den Beschwerden ab. Bei Bauchschmerzen, Blähungen und Verstopfung werden die Stämme Bifidobakterien und Lactobazillen empfohlen. Daher sollte die Einnahme mit Ärzt*innen und Ernährungsfachkräften abgesprochen werden. Die Bakterienstämme im probiotischen Joghurt, anders als im üblichen Joghurt, werden nicht von der Magensäure zersetzt und erreichen somit den Darm, in dem sie dann positiv wirken können. Kefir ist auch für Menschen mit Milchzuckerintoleranz bekömmlich, da der fertige Kefir nur noch eine geringe Menge an Laktose aufweist. Probiotische Wirkung zeigen ebenfalls Sauerkraut, eingelegte Gurken und Sauerteigbrot sowie andere fermentierte Nahrungsmittel. Seit Kurzem ist ein probiotischer Joghurt auf Sojabasis mit Bifiduskulturen im Handel erhältlich. Nun können auch Menschen mit einer Laktoseintoleranz probiotischen Joghurt essen und somit etwas Gutes für ihre Darmflora tun. Allerdings empfiehlt sich hier ebenfalls die vorherige Absprache mit Fachleuten, damit es anderen Betroffenen nicht wie mir ergeht. Während meiner Kur zum Aufbau des Bakterienstammes der Enterokokken aß ich diesen Sojajoghurt – doch zu viel, wie sich nach zwei Tagen herausstellte. Mein Darm geriet in Aufruhr, ich bekam Durchfall und musste die zusätzlichen Bifidusbakterien wieder absetzen. Präbiotika sind nicht mit Probiotika zu verwechseln und in ihrer Wirkung nicht so umstritten wie diese. Präbiotika werden nicht vom Darm, sondern von den guten Darmbakterien aufgenommen und fördern deren Wachstum. Es sind Ballaststoffe, die nur von unseren „guten" Bakterien wie Laktobazillen und Bifidobakterien verwertet werden können. Präbiotika sind unter anderem vorhanden in Topinambur, Pastinaken, Chicorée, Knoblauch, Zwiebeln, Lauch, grünen Bananen, gekochten Kartoffeln – kalt verzehrt –, in Schwarzwurzeln, Hafer und Roggen.

Nahrungsergänzungsmittel ja oder nein?

Nahrungsergänzungsmittel sind Nährstoffe – Vitamine, Mineralstoffe und Spurenelemente, Aminosäuren, Pflanzen oder Kräuterextrakte – in konzentrierter Form. Sie werden als Kapseln, Dragees, Tabletten, Pulver, Trinkampullen oder Saft dargereicht. Nahrungsergänzungsmittel sind kein Ersatz für eine gesunde und ausgewogene Ernährung. Es sollte die empfohlene Verzehrmenge eingehalten werden, um Überdosierungen zu verhindern. Die Packungshinweise sind daher genau zu beachten und mögliche Wechselwirkungen mit Medikamenten zu berücksichtigen.

Es gibt eine Vielzahl an entzündungshemmenden und verdauungsfördernden Produkten. Kräuterläden, Reformhäuser, Heilpraktiker*innen und Ärzt*innen können bei der Auswahl der geeigneten Präparate unterstützen und beraten. Es ist schwer, aus der Flut an Präparaten das Richtige zu finden. Auch hier bietet sich wieder an, die Wirkung eines Produkts über einen gewissen Zeitraum zu testen und zu protokollieren. All diese Mittel sollten allerdings nicht zu häufig und nicht regelmäßig eingenommen werden.

Ich mache schon seit Längerem gute Erfahrungen mit Bitter-Wohl, das ich bei Bedarf gegen Völlegefühl nehme und das Magen und Darm spürbar beruhigt. Die Essenz besteht unter anderem aus Angelikawurzel – auch ein Wirkstoff im Verdauungstee –, Tausengüldenkraut, Wermut und Bitterklee.

Ein weiteres Mittel, das ich über vier bis acht Wochen in einer Einheit von 400 mg pro Tablette, mit gutem Erfolg ausprobiert habe, sind die Weihrauchtabletten Boswellia Serrata. Das Harz des gleichnamigen indischen Weihrauchbaumes soll entzündungshemmend und schmerzlindernd wirken.

Die Verbraucherzentralen bieten mit dem Projekt Klartext, gefördert vom Bundesministerium für Ernährung und Landwirtschaft, eine unabhängige Internetplattform: **www.klartext-nahrungsergaenzung.de**. Hier gibt es Informationen über die Wirksamkeit einzelner Mittel, Aktuelles zum Markt und Tipps.

Trotz aller Bedenken gegenüber Nahrungsergänzungsmitteln ist es meines Erachtens eine Überlegung wert, nach Absprache mit Fachleuten und unter Berücksichtigung der Beipackzettel gezielt und für kurze Zeit das ein oder andere Mittel zu testen.

Resümee

- Probiere aus, welche Nahrungsmittel dir und deinem Darm guttun.
- Notiere alles im Ernährungstagebuch.
- Beobachte, wie dein Darm reagiert.
- Stelle deine Ernährung um und ändere deine Essgewohnheiten.
- Iss möglichst ballaststoffreich.
- Bevorzuge verdauungsfördernde Lebensmittel.
- Meide stopfende Lebensmittel.
- Reduziere deinen Zuckerkonsum drastisch.
- Ernähre dich ausgewogen.
- Iss in Ruhe und achte auf jeden Bissen.
- Iss abends nur leicht Bekömmliches und nicht zu spät.
- Trinke viel, aber das Richtige.
- Nimm mindestens vier bis fünf kleine Mahlzeiten am Tag zu dir.
- Iss regelmäßig, denn so vermeidest du Heißhungerattacken.
- Stelle, wenn nötig, deine Ernährung um.
- Wende dich an eine*n Ernährungsberater*in und lass dich begleiten.

- Hol dir bei unbekannten Nahrungsmitteln von Fachleuten Rat.
- Prüfe beim Einkaufen die Inhaltsstoffe der Lebensmittel.
- Sei kritisch gegenüber dem Kleingedruckten in Nährwerttabellen und Zusatzlisten.
- Kombiniere Nahrungsmittel vorsichtig unter Berücksichtigung der Darmgesundheit.
- Erkenne, dass anders zu essen nicht Entbehrung bedeutet.
- Ernähre dich bewusst und achtsam.
- Mach auch Suppen und Brei zu einem Festessen.
- Behalte deine Lust am Essen bei und genieße weiterhin.

Mit einer Änderung der Ernährung ist es ähnlich wie in vielen anderen neuen Situationen. Die Bereitschaft, sich darauf einzulassen, die positive Vorstellungskraft und die Überwindung mentaler Widerstände versetzen bekanntlich Berge und tragen wesentlich zur erfolgreichen Essensumstellung bei.

Wer hätte gedacht, dass ich heute lieber Gemüse als Kuchen esse und fast täglich mittags frisch koche. Liebe geht einfach durch den Magen, auch die Liebe zu meinem Darm.

Wer sich intensiver mit einer ausgewogenen und somit darmgesunden Ernährung beschäftigen möchte, findet dazu eine umfangreiche Literatur im Internet, im Buchhandel, aber auch über den Medienservice der Deutschen Gesellschaft für Ernährung (DGE), siehe „Eine kleine Auswahl an Literatur“, Seite 141, und „Adressen“, Seite 143. Die DGE bietet Ratgeber zum Downloaden zu Themen wie Vollkost, Essen bei Lebensmittelallergien und beim Reizdarmsyndrom, Hülsenfrüchten, Obst und Gemüse.

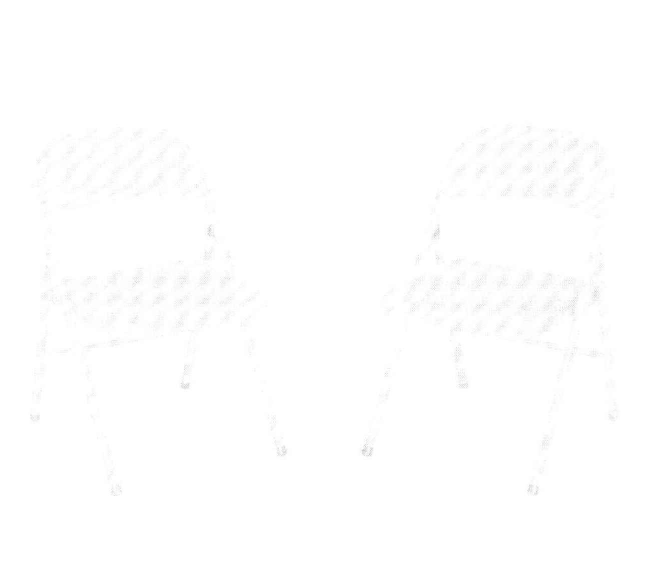

Gönne Dich Dir selbst. Sei wie für alle anderen Menschen auch für Dich selbst da.

Bernhard von Clairvaux

Selbst-Hilfe – Betroffene für Betroffene oder wie helfe ich mir selbst und anderen?

Hier im Kreis unserer Gruppe fühle ich mich aufgehoben, angenommen und verstanden. Die, die Ähnliches mitmachen, können mein Erleben viel besser nachempfinden als es die verständnisvollsten Nichtbetroffenen jemals könnten. Hier finde ich neben Tipps und Informationen stets Antworten auf meine Fragen. Jede dieser Antworten bringt mich auf meinem Weg, mit meiner Krankheit klarzukommen, weiter. Dank meiner Gruppe finde ich immer wieder den Mut, Neues auszuprobieren und mich selbst mit meinen Bedürfnissen als Divertikulitiskranke ernst zu nehmen.

Vielen wird die ungewöhnliche Schreibweise „Selbst-Hilfegruppe“ auffallen. Diese ist bewusst gewählt, um die eigene Kraft der Selbsthilfe immer wieder zu betonen.

Mit Rücksicht auf die Teilnehmer*innen unserer Selbst-Hilfegruppe halte ich mich in diesem Kapitel mit allzu persönlichen Erlebnissen zurück. Eine unserer Gruppenregeln lautet nämlich, Interna nicht an Dritte weiterzugeben.

Sinn und Zweck einer Selbst-Hilfegruppe

Divertikulitis und Reizdarmsyndrom belasten und erschweren die Lebenssituation der Erkrankten und ihr soziales Umfeld. Die Lebensqualität der Betroffenen ist stark eingeschränkt. Viele verzichten auf Reisen und Ausflüge oder können aufgrund ihres Durchfalls vormittags das Haus nicht mehr verlassen. Von morgens bis abends drehen sich die

Gedanken um die Erkrankung und die möglichen negativen Auswirkungen des Essens. So entstehe eine Schwere, meint ein Reizdarmpatient, der seinen Beruf aufgrund dieser Beschwerden nicht mehr vollständig ausüben kann.

Grundsätzlich gilt für jede Selbst-Hilfegruppe: Es tut der Seele gut, Belastungen wie erwähnt mit anderen teilen zu können und sich mit anderen Erkrankten auszutauschen, die Ähnliches erleben. In seinem*ihrem Leben mit der Krankheit klarzukommen, darauf kommt es bei der Selbst-Hilfe an. Dabei bleibt es nicht aus, Gewohntes hinter sich zu lassen, um Neues auszuprobieren. Dies fällt in einer Gruppe mit gegenseitiger Unterstützung oft leichter.

Selbst-Hilfegruppen sind daher ein unverzichtbarer Ort, an dem gemeinsam Probleme verstanden, angenommen und alternative Handlungsmöglichkeiten/bestenfalls sogar Lösungen entwickelt werden können. Hier unterstützen, informieren und motivieren sich die Gruppenmitglieder gegenseitig. Gemeinsam füreinander da sein und über „den Tellerrand blicken“: Dies entlastet.

Generell werden Darmprobleme eher verschwiegen. Es scheint in der Bevölkerung Hemmungen zu bestehen, über den Körperbereich unterhalb des Bauchnabels zu sprechen. Wer redet schon offen über Verdauungsprobleme, Verstopfung, Blähungen oder Durchfall? Auch im privaten Kreis stoßen Divertikulitis- und Reizdarmkranke oft an Grenzen. Partnern, Familie und Freunden fällt es oft schwer, offen mit den Betroffenen über ihre Belange zu reden. Es macht sie irgendwann ungeduldig, zum x-ten Male von den gleichen Darmproblemen zu hören. Dies ist insofern verständlich, als sie selbst nicht betroffen sind und das Leid der Betroffenen daher nicht unmittelbar nachempfinden können. Die morgendliche Erleichterung über eine gute Verdauung als Indiz für einen „zufriedenen“ Darm. Für nicht Betroffene ist dies nur schwer nachvollziehbar. Wirkliche Empathie ist eher von den Leidtragenden zu erwarten.

Hier, im geschützten Raum, ist es möglich, offen über die eigenen Ängste zu sprechen. Schon beim leisesten Mucken des Darms geraten viele Betroffene in Panik vor dem nächsten Schub. Hier in der Gruppe gilt ein*e Reizdarmpatient*in nicht als „verschroben“, wenn er*sie nur noch in Länder reist, in denen er die Lebensmittel kaufen kann, die er*sie verträgt oder Unmengen von Kartons mit passenden Lebensmitteln mit in das Urlaubsdomizil schleppt.

Hier nehmen die anderen es ernst, wenn eine Verstopfung einen bereits am ersten Tag in Alarmbereitschaft versetzt. Alle wissen, dass sich der harte Stuhl an den Divertikeln festsetzt und eine Entzündung forcieren kann.

Darmbeschwerden sind nichts, wofür sich Betroffene schämen müssten. Es ist ein Thema, über das wir Menschen lernen sollten zu reden. Ich spreche inzwischen offen über meine Erkrankung und meist erfahre ich dann, dass die Partner oder Kollegen meiner Gesprächspartner auch an Divertikulitis leiden. Macht eine*r den Anfang und redet offen, nehmen die anderen das Angebot gern an.

Selbst-Hilfe ist im wahrsten Sinne des Wortes ein „Handeln in eigener Sache“ im Miteinander mit anderen Kranken und manchmal auch mit deren Angehörigen. Die gemeinsamen Erfahrungen erzeugen Verbundenheit und Solidarität. Sich in Gegenwart anderer Menschen wohlzufühlen und für diese da zu sein trägt viel bei zu seelischer Gesundheit und einem emotionalen Gleichgewicht. Eine Selbst-Hilfegruppe stärkt das eigene Selbstwertgefühl, stabilisiert, aktiviert, ermutigt dazu, die eigenen Interessen wahrzunehmen und zu vertreten, und steigert somit die Lebensqualität.

Selbst-Hilfegruppen sind in der Regel kostenlose Zusammenkünfte von Menschen, die sich für die gemeinsame Bewältigung von Krankheiten, psychischen oder sozialen Problemen einsetzen. Die Treffen finden in einem regelmäßigen Turnus statt. Es gilt, persönliche Möglichkeiten zu erweitern, um die eigene Lebenssituation besser angemessen bewältigen und mit Krisen besser umgehen zu können. In Selbst-Hilfegruppen kommen Menschen zusammen, die unter dem gleichen Problem leiden und mit vereinten Kräften versuchen ihren augenblicklichen Zustand positiv zu verändern.

Die Gruppenaktivitäten richten sich nach Ideen und Wünschen der Teilnehmer*innen und deren Offenheit, Engagement und individuellen Fähigkeiten. Es werden Erfahrungen ausgetauscht, Informationen über Behandlungsmethoden, Ärzt*innen, Therapeut*innen oder Ernährung zusammengetragen, Expert*innen eingeladen, um Neues aus erster Hand zu erfahren.

Zu Beginn der Gruppe wird geklärt, ob jemand etwas Dringendes auf dem Herzen hat. Ist dies nicht der Fall, wird das Thema besprochen, auf das sich beim letzten Mal geeinigt wurde. Es gibt zu jedem Treffen einen passenden Tagesspruch und manche davon sind den Kapiteln dieses Buches vorangestellt. Diejenigen, die nicht regelmäßig kommen möchten oder können, werden kontinuierlich über zentrale Gruppenentscheidungen per Post oder E-Mail informiert. Von Anfang an bestand keine Scheu, offen über die eigene Krankheit zu reden.

Selbst-Hilfegruppen werden ausschließlich von Ehrenamtlichen initiiert, gestaltet und geleitet, meistens von engagierten Betroffenen selbst. Es ist möglich, dass eine Selbst-Hilfegruppe den Schwerpunkt auf die Information legt oder, wie wir, auf den persönlichen Erfahrungsaustausch. Vielleicht ist dies etwas Spezifisches unserer Erkrankung, denn Menschen mit Darmbeschwerden haben ein großes Bedürfnis nach Austausch. Die Selbsthilfe-Kontaktstellen vermitteln aber auch geschulte Personen, die beim Aufbau einer Gruppe helfen, sogenannte Ingangsetzer. Diese übernehmen allerdings keine alltäglichen Aufgaben in der Gruppe, sondern kümmern sich vorrangig um den Aufbau einer Gruppe aus gruppendynamischer Sicht.

Selbst-Hilfegruppen haben ganz generell folgende Ziele:

- Anlaufstelle und Forum für Betroffene und Angehörige
- Gegenseitiges Verständnis und Offenheit untereinander
- Austausch von Erfahrungen, Tipps und Informationen
- Gegenseitige Unterstützung und Miteinander
- Gemeinsame Suche nach neuen Wegen im Umgang mit der Erkrankung
- Vertretung der Interessen der Betroffenen nach außen
- Sensibilisierung der Öffentlichkeit für das Krankheitsbild
- Ergänzung professioneller Angebote im Sozial- und Gesundheitssystem
- Ehrenamtliches Engagement von Bürger*innen

Wer sich für eine Selbst-Hilfegruppe interessiert, signalisiert damit eine Bereitschaft, etwas an seiner*ihrer Lebenssituation positiv verändern zu wollen.

Wer an einer Selbst-Hilfegruppe teilnimmt, hat bereits den ersten Schritt vollzogen, etwas zu bewegen und in die Tat umzusetzen.

Erkrankte, die kontinuierlich und trotz Widrigkeiten eine Selbst-Hilfegruppe besuchen, sind stark motiviert, das Beste aus ihrem jetzigen Leben zu machen.

Soziale Netzwerke

Ist einem der direkte Austausch in einer Selbst-Hilfegruppe zu persönlich, besteht die Möglichkeit, im Internet in Selbst-Hilfeforen mit Gleichbetroffenen zu kommunizieren. Hier werden auch Erfahrungen und Meinungen ausgetauscht und Sachverhalte diskutiert. Der Kontakt im Netz findet nicht direkt und persönlich statt. Es ist allerdings schwer einzuschätzen, wie andere mit den eigenen persönlichen Mitteilungen umgehen und ob die ausgewählten Internetforen und ihre Teilnehmenden seriös sind.

In **www.selbsthilfe-interaktiv.de** oder **www.schon-mal-an-selbsthilfe-gruppen-gedacht.de** sowie über NAKOS (**www.nakos.de**), siehe „Adressen“, Seite 143, sind weitere Informationen dazu zu finden.

Die richtige Selbst-Hilfegruppe finden oder gründen?

Wenn es den meisten immer noch schwerfällt, offen über Divertikulitis und Reizdarm zu sprechen, wo sind dann die vielen Betroffenen zu finden? Genau – in einer Selbst-Hilfegruppe.

Und was ist zu tun, wenn weder in der näheren noch in der weiteren Umgebung eine Gruppe existiert? So erging es mir. In ganz Nordrhein-Westfalen fand ich keine Gruppe für Divertikulitis- und Reizdarmbetroffene, deshalb gründete ich selbst eine. Bei der Gründung einer solchen Gruppe unterstützen bundesweit verschiedene Anlaufstellen und Ansprechpartner. Unsere Selbst-Hilfegruppe „Mein Darm und ich“ befindet sich in NRW. Ansprechpartner gibt es in fast allen Städten und Kreisen, siehe „Adressen“, Seite 143. Für unsere Gruppe war es ein Glück, dass sich in Bergisch Gladbach eine Kontaktstelle befindet, die ich zudem bereits persönlich kannte. Die dortige Erstberatung half mir Gründerin sehr die ersten Handlungsschritte konkret umzusetzen. Dazu gehörten der Kontakt zur örtlichen Presse und die Suche nach einem verkehrstechnisch gut angebundenen Gruppenraum. Die Kontaktstelle unterstützte mich ebenfalls bei der Beantragung von Fördermitteln. In den Artikeln, die in allen regionalen Zeitungen erschienen, schilderte ich meine Geschichte als Betroffene. Dies schien anzusprechen, denn es meldeten sich rund zwanzig Interessierte, alles Frauen, von denen heute zehn bis zwölf kontinuierlich teilnehmen. Männer scheinen kaum bereit zu sein, sich offen über ihre Darmprobleme auszutauschen. Frauen scheinen offener damit umzugehen. Doch Ausnahmen bestätigen die Regel: Der erste Mann meldete sich inzwischen.

Der Aufbau einer neuen Gruppe gemäß meinen Erfahrungen

Wer sich wie ich entschließt, eine Selbst-Hilfegruppe zu gründen und aufzubauen, hat viele Fragen zu beantworten und im Vorfeld einiges zu entscheiden. Hierbei erhielt ich maßgebliche Unterstützung von der Selbsthilfe-Kontaktstelle Bergisches Land, wofür ich mich hiermit nochmals herzlich bedanke, **www.selbsthilfe-bergisches-land.de**.

Wer ist die Zielgruppe der neuen Selbst-Hilfegruppe?

- Nur Frauen
- Nur Männer
- Alle Geschlechter
- Nur Menschen aus einer ähnlichen Altersstufe
- Betroffene und Angehörige gemeinsam
- Nur Betroffene
- Nur Angehörige

In unserer Runde haben wir uns vorerst in der Anfangsphase nur für die Teilnahme von Betroffenen entschieden. Angehörige werden aber gerne am Telefon beraten oder mit Informationsmaterialien versorgt. Es fällt jedoch auf, dass sich Angehörige äußerst selten melden.

Wie oft und wie lange sollen die Treffen stattfinden?

- Wöchentlich
- Jede zweite Woche
- Einmal im Monat
- Sporadisch nur bei Bedarf
- Zu einem fixen Termin

Es ist zu empfehlen, die Termine beziehungsweise den Wochentag sowie die Uhrzeit bereits vor der ersten Gruppensitzung zu bestimmen. Zur Orientierung der neuen Gruppenmitglieder ist diese strukturelle Vorgabe hilfreich.

In unserer Gruppe waren sich alle schnell einig, dass zwei Treffen im Monat von jeweils eineinhalb Stunden zwar sehr zeitintensiv, jedoch zum Kennenlernen und zur Gruppenfindung absolut notwendig sind. Nach einem halben Jahr vereinbarten wir jedoch, uns zukünftig nur noch einmal im Monat zu treffen.

Auf jeden Fall sollten die Termine über einen Zeitraum von beispielsweise sechs Monaten fest vereinbart werden. Dies erhöht die Verbindlichkeit untereinander und vereinfacht die eigene Planung der Teilnehmer*innen.

Wo finden die Treffen statt?

Die Treffen sollten auf neutralem Terrain und in einem ungestörten Rahmen stattfinden. Kostenlose Gruppenräume – etwa im Rathaus oder bei gemeinnützigen Organisationen – können manchmal durch die Kontaktstellen vermittelt werden. Manche Gruppen treffen sich aber auch beispielsweise in einem Eiscafé oder in einer Gaststätte. Grundsätzlich wird empfohlen, sich nicht im häuslichen Rahmen, sondern nur im öffentlichen Raum zu treffen. Im privaten Ambiente besteht das Risiko, dass die Gruppenteilnehmer*innen nicht wirklich unter sich sind. So könnten Familienmitglieder in der Nähe sein und die Gastgeber*in sich somit nicht „frei" fühlen. Wer zu sich einlädt, kümmert sich womöglich mehr um die Bewirtung der anderen als um die eigenen Belange. Manche möchten den anderen auch nicht so gerne zeigen, wie sie wohnen, weil sie diese Nähe nicht wollen. Bei Treffen an einem öffentlichen Ort könnten andere Gäste mithören. Besonders bei persönlichen Themen könnten sich die Betroffenen gehemmt fühlen. Wir haben es ausprobiert, unser erstes Treffen fand in einem Bistro statt. Wir merkten sehr schnell, dass wir nicht so frei sprechen konnten, wie wir gewollt hätten. Nun treffen wir uns in einem Bürgerhaus mit einer guten Anbindung an öffentliche Verkehrsmittel. Zwei Gruppenmitglieder besitzen einen Schlüssel.

Wie ist die Neutralität einer Gruppe zu wahren?

Eine Selbst-Hilfegruppe muss stets neutral sein. Es darf keine Abhängigkeit von Ärzten, Krankenhäusern oder Wirtschaftsunternehmen wie Arzneimittelherstellern bestehen, etwa durch finanzielle Unterstützung. Auch eine zu große Nähe, beispielsweise durch die kostenfreie Überlassung von Räumlichkeiten, kann Interessenskonflikte hervorrufen. In der Öffentlichkeit könnte es dann so wirken, als würde sich die Gruppe „vor den Karren spannen" lassen.

Finanziert zum Beispiel ein Pharmaunternehmen eine Selbst-Hilfegruppe im Gesundheitsbereich, besteht die Gefahr, dass dieses Unternehmen die Selbst-Hilfegruppe beeinflusst. Eine Selbst-Hilfegruppe sollte daher die Annahme einer Förderung stets sorgsam abwägen und im Zweifel ablehnen. Die Grundförderung durch die Krankenkassen ist hier nicht gemeint. Diese Grundförderung wird nämlich nicht von einem einzelnen Unternehmen, sprich Krankenkasse, sondern einem Krankenkassenverbund gewährt. Diese Förderung ist zudem mit Ausnahme einer sachgerechten Verwendung der Mittel nicht mit bestimmten Bedingungen verbunden. Ab und zu medizinische und sonstige Fachleute zum Gespräch einzuladen ist dagegen zu begrüßen und unbedenklich.

Wie es einer Selbst-Hilfegruppe gelingt unabhängig, selbstbestimmt und somit glaubwürdig zu bleiben, beschreiben die NAKOS (Nationale Kontakt- und Informationsstelle zur Anregung und Unterstützung von Selbsthilfe-Gruppen) in ihren Ratgebern und der VdK (Verband der Ersatzkassen) in der Broschüre „Ungleiche Partner, Patientenselbsthilfe und Wirtschaftsunternehmen im Gesundheitssektor", 02/2015.

Welche personelle Unterstützung benötigt eine Gruppe?

Diejenigen, die eine Gruppe leiten, sind in der Regel selbst betroffen und daher ohnehin schon genug belastet. Damit die Selbst-Hilfegruppe für sie keine zusätzliche Last wird, ist es sinnvoll, die Leitung auf mehrere Schultern zu verteilen.

Eine professionelle Gruppenbegleitung

Für diejenigen, die keine Erfahrungen in Gruppenleitung und -dynamik haben, bieten in NRW die Selbsthilfe-Kontaktstellen eine Begleitung in der Anfangsphase an. Diese steht mit Rat und Tat sowie als emotionale Stütze zur Verfügung. Zuvor sollte in der Gruppe geklärt werden, ob auf den Treffen die Anwesenheit einer Begleitung, die selbst nicht betroffen ist, erwünscht wird. Unsere Gruppe hat sich gegen diese Hilfe von außen entschieden, weil die notwendigen Kenntnisse und Erfahrungen in der Leitung von Gruppen in den eigenen Reihen vorhanden sind.

Jemanden, bei dem die Fäden zusammenlaufen

Es mag günstig sein, eine*n erfahrene*n Gruppengestalter*in in der Selbst-Hilfegruppe zur Seite zu haben. Diese fachliche Hilfe kann jedoch nicht die Person aus den eigenen Reihen ersetzen, bei der die Fäden zusammenlaufen und die sich um die alltäglichen Belange einer Gruppe kümmert, beispielsweise an Termine erinnert, die Referent*innen einlädt, aktuelle Informationen weiterleitet, den Versammlungsraum auf- und abschließt oder die Miete überweist. Auch müssen gegebenenfalls Mittel beantragt und abgerechnet werden. Im Idealfall wechseln sich zwei bis drei Gruppenmitglieder bei diesen Aufgaben ab.

Falls die Gruppenmitglieder sich noch nicht kennen, ist es ratsam zu moderieren oder Tagesordnungspunkte vorzugeben. Es passiert oft, dass zu Beginn einer neuen Gruppe alle durcheinanderreden. Das Mitteilungsbedürfnis ist einfach sehr groß. Dann ist es von Vorteil, jemanden zu haben, der*die darauf achtet, dass alle zu Wort kommen. Die Moderator*innen sollten sich abwechseln, denn wer moderiert, kann sich nicht gleichzeitig aktiv am Gespräch beteiligen.

Welche Struktur soll eine neue Selbst-Hilfegruppe erhalten?

Eine Selbst-Hilfegruppe sollte demokratisch handeln. So entscheiden wir in unserer Gruppe gemeinsam und informieren alle nicht Anwesenden zeitnah. Wer der Gruppe einen formalen Rahmen geben möchte, kann sich überlegen einen Verein zu gründen. Dies bedeutet allerdings einen administrativen Mehraufwand, zum Beispiel werden das Verfassen einer Satzung oder das Organisieren einer Mitgliederversammlung erforderlich. Vorteilhaft ist eine Vereinsgründung vor allem dann, wenn zusätzlich über die Förderung beim Krankenkassenverbund hinaus eine finanzielle Unterstützung beantragt oder Spenden gesammelt werden sollen.

Egal für welches Format sich eine Gruppe entscheidet, empfiehlt es sich, direkt zu Beginn minimale Spielregeln des Miteinanders gemeinsam zu vereinbaren. Diese Spielregeln geben eine gewisse Struktur vor und erhöhen die Verbindlichkeit. Dabei ist es wichtig, die Treffen nicht damit zu überfrachten; viele könnten sich abgeschreckt fühlen.
Unsere Gruppe hat sich folgende Struktur und Regeln gegeben:

Struktur unserer Gruppentreffen:

- **18:00-18:15 Uhr: Anfangsrunde – Blitzlicht**
  Keine Themendiskussion bitte. Hier kann jede von uns kurz sagen, wie es ihr zurzeit geht und ob für das jeweilige Treffen Redebedarf besteht.
- **19:15-19:30 Uhr: Abschlussrunde**
  Keine erneute Diskussionsrunde bitte.
  Hier teilt jede kurz etwas über das aktuelle Treffen mit und was sie sich für das nächste Treffen wünscht.
  Die Moderatorin für das nächste Mal wird vereinbart.
  Geld für Getränkekasse wird eingesammelt.

Regeln für ein faires Miteinander

- **Neue jederzeit:**
  Die Aufnahme neuer Teilnehmer/innen ist ausdrücklich erwünscht und jederzeit möglich.
- **Verschwiegenheit:**
  Was in der Gruppe besprochen wird, wird nicht nach außen getragen.
- **Toleranz, Respekt und Verlässlichkeit:**
  Jede*r soll sich in der Gruppe frei äußern können. Bei persönlichen Erfahrungen und Meinungen gibt es kein „richtig“ oder „falsch“. Jede*r wird von den anderen so akzeptiert wie sie*er ist.
- **Vertraulichkeit:**
  Es herrscht eine offene, vertrauensvolle Atmosphäre; niemand soll Angst vor Kritik haben müssen.
- **Keine Ratschläge:**
  Die Selbsthilfegruppe dient dazu, einander zu helfen, eigene Entscheidungen zu finden.

- **Telefonkette:**
  Jedes Gruppenmitglied ruft bei Terminänderungen jemand anderen an gemäß der Reihenfolge der Telefonliste, damit die Verantwortung verteilt wird.
- **Krisentelefon:**
  Wir können uns in Krisensituationen auf unsere Gruppe verlassen und diejenigen anrufen, die dazu in der Telefonliste ihr Einverständnis gegeben haben.
- **Stellvertretung:**
  Die Gruppe braucht zur Entlastung der Leitung eine Stellvertreterin, siehe Schlüssel.
- **Demokratie:**
  Wir entscheiden stets gemeinsam und es gilt die Stimme der Mehrheit. Wir entscheiden gemeinsam, welche Themen wir als Nächstes besprechen möchten sowie ob und, wenn ja, welche*r Experte*in eingeladen werden soll.
- **Zuhören:**
  Jede/r darf aussprechen und sollte möglichst nicht unterbrochen werden.
- **Verlassen der Gruppe:**
  Will jemand nicht mehr teilnehmen, dann bitte von den Gruppenmitgliedern verabschieden.
- **Selbstverantwortung:**
  Wie lange jemand an unserer Selbsthilfegruppe teilnimmt, entscheidet jede*r selbst!

Was ist zu tun, um Vertrauen innerhalb der Gruppe herzustellen?

Es kann zu Beginn der Selbst-Hilfegruppe beispielsweise vereinbart werden, die Präsenz in der Öffentlichkeit zu minimieren, um den Charakter eines persönlichen Gesprächskreises besonders in der Gruppenfindungsphase zu wahren beziehungsweise zu betonen. Dies kann bedeuten, vorerst beispielsweise nicht an Informationsveranstaltungen oder Gesundheitsmessen oder sonstigen Veranstaltungen in der Öffentlichkeit teilzunehmen. Sind die besprochenen Themen sehr persönlich, wie ein Gespräch über den Stuhlgang, ist es ratsam, zunächst eine vertrauensvolle Atmosphäre herzustellen. In dieser Zeit wäre es kontraproduktiv, über die Medien ständig neue Interessierte zu werben. Damit keine potenziellen Interessierten ausgeschlossen werden, wird die Presse erst wieder nach einem größeren zeitlichen Abstand benachrichtigt.

Selbstverständlich ist die gegenseitige Vereinbarung unerlässlich, dass alles Persönliche in der Gruppe bleibt und nichts an Dritte weitergegeben wird.

Müssen Teilnehmende in Selbst-Hilfegruppen einen Beitrag entrichten?

Es ist nicht zwingend. Manchmal werden geringe Beiträge für gemeinsame Aktionen wie beispielsweise eine Informationsveranstaltung, Ausflüge oder Material wie für den Druck eines Prospektes eingesammelt. Üblich sind Getränkegeld und gegebenenfalls ein kleiner Beitrag zur Miete.

Braucht eine Selbst-Hilfegruppe Geld? Wie sind Fördermittel zu akquirieren?

Selbst-Hilfegruppen benötigen zur Umsetzung ihrer Aufgaben und Ziele unter Umständen eine gewisse Grundfinanzierung, beispielsweise für Raummiete, für Telefon-, Porto- oder Kopierkosten, Weiterbildungen, Leistungen Dritter, also für alle routinemäßigen selbsthilfebezogenen Aufwendungen.

Hierfür können Zuschüsse über den GKV (Krankenkassenverband) beantragt werden. Bei der Förderung für ausschließlich gesundheitsbezogene Gruppen als sogenannte kassenartenübergreifende Gemeinschaftsförderung sind die Selbsthilfe-Kontaktstellen behilflich. Für Selbst-Hilfegruppen, die im Themenbereich Pflege/Pflegende Angehörige tätig sind, gibt es seit 2016 andere Fördermöglichkeiten nach dem SGB XI. Die Antragsformulare gibt es über die Selbsthilfe-Kontaktstellen oder im Internet. Den Förderantrag auszufüllen bedarf es keines großen Aufwands. Anzugeben sind unter anderem Titel, Adresse der Gruppe, Adresse eines Ansprechpartners, Bankverbindung, Krankheitsbild, Zielgruppe und geplante Aktivitäten.

Unseren Antrag, der von zwei legitimierten Gruppenmitglieder*innen unterschrieben werden musste, reichten wir beim VdeK – Verband der Ersatzkassen e. V. – NRW ein, der federführenden Stelle, die die Förderverfahren in Nordrhein-Westfalen koordiniert. Antragsfristen und Verfahren der Antragstellung sind bei der jeweiligen Selbsthilfe-Kontaktstelle zu erfragen.

Da der Deutsche Bundestag inzwischen das Gesetz zur Selbsthilfeförderung änderte, somit das Antragverfahren ab dem 1. Januar 2020, ist unbedingt eine Selbsthilfe-Kontaktstelle zu Rate zu ziehen. Das Antragsverfahren variiert bei den jeweiligen Landes- und Bundesorganisationen. Weitere Informationen sind über die gesetzlichen Krankenversicherungen, **www.gkv-selbsthilfefoerderung-nrw.de**, oder auf der Internetseite von NAKOS (Nationale Kontakt- und Informationsstelle zur Anregung und Unterstützung von Selbsthilfe-Gruppen), **www.nakos.de**, siehe „Adressen“, Seite 143, abrufbar.

Generell können Anträge auf Förderung auch beim Sozial- oder Gesundheitsamt, in Geschäftsstellen von Wohlfahrtsverbänden wie der Arbeiterwohlfahrt oder dem Paritätischen Wohlfahrtsverband, bei

Kirchengemeinden oder Stiftungen gestellt werden. Es empfiehlt sich daher unbedingt zu klären, welche formalen und inhaltlichen Bedingungen gemäß der Zuständigkeit einzuhalten sind.

Eins haben alle Institutionen gemeinsam: Im Antrag wird eine konkrete konzeptionelle Planung erwartet. Daher ist es ratsam, sich bereits im Vorfeld der Antragstellung entsprechende Gedanken zu machen.

Allgemeine Voraussetzung für die Förderung ist es ein Konto einzurichten. Dieses Konto darf kein Privatkonto sein. Infrage kommen ein extra eingerichtetes Treuhandkonto oder ein vom Privatkonto eines Gruppenmitglieds getrenntes Unterkonto. Bei Banken ist gezielt nach den bestehenden Möglichkeiten sowie nach der Höhe der Kontoführungsgebühren zu fragen.

Im Falle einer Bezuschussung besteht die Verpflichtung, einen ordnungs- und sachgemäßen Verwendungsnachweis bis zum 31. März des Folgejahres zu erstellen und die Förderung öffentlich zu erwähnen. Die Formulare für den Verwendungsnachweis sind im Internet abrufbar.

Wie ist mit den persönlichen Daten umzugehen? Datenschutz in der Selbst-Hilfegruppe

Am 25. Mai 2018 trat in allen EU-Mitgliedstaaten eine neue Datenschutzregelung in Kraft, die sogenannte Datenschutz-Grundverordnung (DSGVO). Die Einhaltung des Datenschutzes gilt ebenso für Selbst-Hilfegruppen.

Personenbezogene Daten am Beispiel der Teilnehmerlisten

Die allgemeinen bundesweiten Vorgaben im Falle einer Bezuschussung betonen sehr stark den Schutz von persönlichen Daten.

Personenbezogene Daten wie beispielsweise eine Teilnehmer*innenliste dürfen nicht ohne schriftliches Einverständnis der einzelnen an Dritte weitergegeben werden, auch nicht an andere Gruppenmitglieder. Das Verbot der Weitergabe bezieht sich ebenfalls auf Fotos.

Bereits in der ersten Gruppenstunde haben wir vereinbart, dass alle persönlichen Mitteilungen in der Gruppe bleiben und keine Protokolle angefertigt werden.

Innerhalb unserer Gruppe werden nur die Kontaktdaten derjenigen weitergegeben, die eine Einverständniserklärung unterschrieben haben, siehe unten:

Einverständniserklärung
Hiermit erkläre ich mich einverstanden,
dass meine Telefonnummer und meine E-Mail-Adresse an die Mitglieder der Selbsthilfegruppe „Mein Darm und ich" zwecks Austauschs und gegenseitiger Unterstützung weitergegeben werden dürfen.

Auf unserer Telefonliste sind nur die Teilnehmer*innen aufgelistet, die explizit damit einverstanden sind, dass Gruppenmitglieder außerhalb der Treffen telefonisch mit ihnen Kontakt aufnehmen dürfen. Aber im Falle einer seelischen Not kann schlecht vier Wochen bis zum nächsten Gruppentreffen gewartet werden.

Grundsätzlich gilt es im Sinne des Datenschutzes, möglichst wenige personenbezogene Daten abzufragen. Gesundheitsdaten sind gemäß DS-GVO Art. 9 Abs. 1 besonders geschützt. Es sollte daher geprüft werden, welche Angaben auf der Teilnehmer*innenliste wirklich notwendig sind. Statt des vollständigen Namens, Post- und E-Mail-Adressen reichen oft nur Vornamen und Telefonnummern. Die E-Mail-Adresse ist dann nützlich, wenn Informationen kurzfristig versendet werden müssen oder E-Mails Dritter weiterzuleiten sind. Die postalische Adresse wird nur von denen erhoben, die keine E-Mail-Adresse besitzen. Persönliche Daten sollten gelöscht werden, wenn Teilnehmer die Gruppe verlassen. Zu den persönlichen Daten sollten nur die Gruppenleiter*innen und Stellvertreter*innen Zugriff haben und diese sorgsam dort aufbewahren, wo Unbeteiligte keinen Zugriff haben, etwa auf einem Extracomputer einer Extrafestplatte, durch ein Passwort geschützt oder als Papierausdrucke in einem abgeschlossenen Schrank.

Die Verschwiegenheitserklärung

Eine Verschwiegenheitserklärung soll die mündliche Weitergabe von persönlichen Daten unterbinden. In der Selbst-Hilfegruppe ein Papier mit den Grundsätzen zu formulieren, schafft vielleicht ein Bewusstsein für die Problematik. In unseren Spielregeln heißt es dazu: „Verschwiegenheit: Was in der Gruppe besprochen wird, wird nicht nach außen getragen." Eine andere Formulierung könnte sein: „Das Gesprochene bleibt in der Gruppe …"

Alle Teilnehmenden könnten diese Vereinbarung auch unterschreiben, das unterstreicht die Verbindlichkeit. Die Selbsthilfe-Kontaktstelle Bayern hat einen Mustertext erstellt, der als Vorlage dienen kann, **www.seko-bayern.de.**

Grundsätzlich ist zu überlegen, wie viel Daten eine Selbst-Hilfegruppe für ihre Arbeit überhaupt braucht und zu welchem Zweck Daten erhoben werden sollen.

Das sagen Betroffene zu ihrer Selbst-Hilfegruppe

„Es war eine unheimliche Erleichterung, endlich andere gefunden zu haben, die das Gleiche durchgemacht haben ...“

anonym

„Kein Arzt, keine Untersuchung hilft uns wirklich, wie wir mit unserer Erkrankung weiterverfahren, das heißt im täglichen Leben damit umgehen. In der Gruppe sind sehr viele Betroffene, die einen langen Leidensweg hinter sich haben und selbst durch Erfahrung zu Spezialisten geworden sind. Diese Erfahrung können viele in der Gruppe mit Dankbarkeit für sich annehmen und umsetzen, wobei man merkt, dass es vielen oder allen so geht, dass man kein Hypochonder ist und auch nicht alleine ist. Das macht stark ... auch psychisch!!!! Erster Schritt zur Gesundheit.“

Birgid

„Zwei wichtige Erkenntnisse habe ich in der Selbst-Hilfegruppe sehr schnell gewonnen und als hilfreich empfunden: Durch eine veränderte Ernährung lassen sich Beschwerden spürbar mildern. Ein entspannter Darm entschädigt für die dafür notwendige Disziplin, ohne die es nicht geht. Nicht nur ich hatte bei Ärzten oft das Gefühl, dass man meine Beschwerden nicht ernst nimmt. Und da hilft nur Hartnäckigkeit oder auch die Einsicht, den Arzt gegebenenfalls zu wechseln. Insgesamt finde es sehr positiv, gemeinsam mit Betroffenen aktiv nach Möglichkeiten zu suchen, die das Wohlbefinden verbessern können.“

Gabi

„Der Austausch und die Informationen der anderen sind gut und hilfreich.“

Walburga

*„Ich profitiere von den Erfahrungen und dem Austausch mit anderen, denn jede*r hat seine*ihre eigene Odyssee hinter sich.“*

Marita

Resümee

- Hol dir Hilfe in einer Gruppe.
- Wähle die passende Gruppe für dich aus, vielleicht mit Hilfe einer Selbsthilfe-Kontaktstelle.
- Entdecke im Austausch mit anderen Alternativen.
- Verabschiede dich von Gewohntem und sei offen für Neues.
- Lass dich von den Erfahrungen der anderen inspirieren.
- Teile mit anderen dein Leid, denn geteiltes Leid ist halbes Leid. Das macht Mut.
- Erzähle den anderen, was dich bewegt. Das entlastet und tut gut.
- Öffne dich in einer Gruppe, denn du kannst ihr vertrauen.
- Findest du keine Gruppe in deiner Umgebung, dann gründe eine. Die Anleitung dazu findest du in diesem Buch.
- Beantrage eine Förderung für deine Gruppe, denn du wirst Geld benötigen.
- Vernetze dich mit Gleichbetroffenen.

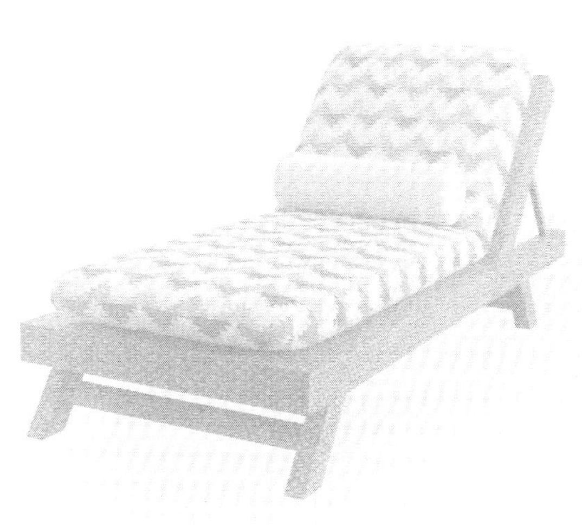

Verbringe jeden Tag einige Zeit mit dir selbst.

Dalai Lama

Mein Darm liebt Ruhe und Entspannung

In der Wissenschaft besteht weitestgehend Einigkeit in der Erkenntnis, dass der Darm unser Leben, unsere Gefühle und unsere Gesundheit viel intensiver beeinflusst als vermutet.

Darm und Gehirn sind durch den Vagusnerv direkt miteinander verbunden. Daraus ergeben sich für mich folgende Schlüsse:

Gerät die Darmflora, siehe „Diagnose Divertikulitis und Reizdarm – was nun?“, Seite 17, durch Stress oder einseitige Ernährung aus dem Gleichgewicht, sind Darmentzündungen bzw. -beschwerden vorprogrammiert.

- Ist das Gehirn beziehungsweise der Geist unruhig, so ist es auch der Darm und umgekehrt.
- Negative Emotionen und Stress können im Darm Beschwerden verursachen. Eine Ausgewogenheit zwischen Gehirn und Darm wirkt sich demnach positiv auf die seelische wie körperliche Gesundheit des Menschen aus. Bei einer seelischen Anspannung sowie bei Überanstrengung und Überforderung vermindert sich die Durchblutung der Darmwand und dies führt zu verschiedenen Funktionsstörungen. Diese mangelnde Durchblutung verhindert unter anderem, dass die Gase abtransportiert werden und verursacht Blähungen.
- Stress hemmt die Bewegung der Verdauungsorgane, wodurch Verdauungsbeschwerden entstehen.

Wer ist in diesem Zusammenhang eigentlich leichter zu beruhigen, das Kopfgehirn oder das Bauchgehirn, also der Darm? Da beide direkt miteinander verbunden sind, vertraue ich darauf, dass mein Darm sich entspannt, sobald ich mein Gehirn beziehungsweise meinen Geist entspanne. Der Darm fordert mich heraus, indem er auf Stress auslösende Situationen gereizt reagiert. Es ist nun die Aufgabe eines*r Betroffenen, seine Signale zu beachten, seine Herausforderung anzunehmen und seelisch wie körperlich zu entspannen.

Es war und ist für mich wie ein Abenteuer, mich mit dieser Verbindung zwischen meinem Bauch und meinem Gehirn zu beschäftigen. Ich überlege beispielsweise, wie ich mithilfe einer gezielten Entspannung mein Gehirn positiv beeinflussen kann, damit mein Darm sich wohlfühlt und gesundet.

Der Darmgesundheit zuliebe lohnt es sich, Hektik und Stress zu minimieren. Sind Seele und Körper relaxt, ist auch der Darm beruhigt. Daher sind Entspannung, Entschleunigung und Bewegung besonders für Menschen mit Darmproblemen so wichtig.

Der Darm, das „Bauchhirn"

Zu Beginn meiner Erkrankung war ich komplett damit beschäftigt, dass es meinem Darm wieder bessergeht. Neben Fragen der darmgesunden Ernährung spielten auch Entspannungsmethoden von Anfang an eine wesentliche Rolle. Es galt zu beobachten, welche Techniken sich positiv auf meinen Darm auswirken könnten. Doch erst nach und nach ergründete ich, warum mein Darm so positiv auf Entspannung reagiert. Ich begann mich mit dem Wechselspiel meiner beiden Gehirne, Kopf- und Darmgehirn, auseinanderzusetzen, um die Prozesse in meinem Körper überhaupt nachvollziehen zu können. Das Wissen um diese Verbindung ist vergleichsweise neu. Je mehr ich mich damit beschäftigte, umso mehr sah ich mich in meiner Körperwahrnehmung bestätigt und darin, intuitiv richtig gehandelt zu haben.

Wenn Kinder etwas seelisch belastet, dann bekommen sie Bauchweh. Etwas schlägt einem auf den Magen. Verliebte haben Schmetterlinge im Bauch. Man hat vor etwas Schiss. Vom Bauchgefühl ist oft die Rede. Und ich beobachte, dass ich wirr träume, sobald mein Darm gereizt ist oder ich mitten in einem Schub bin.

Es ist längst bekannt, dass Magen und Darm auf seelischen Stress reagieren. Ebenso, dass der Darmtrakt ein eigenes Nervensystem besitzt, das Einfluss auf die Stimmung, die Persönlichkeit und die seelische Gesundheit des Menschen nimmt. Der Darm enthält sogar mehr Nervenzellen als das Gehirn selbst. Daher wird der Darm auch als „zweites Gehirn" bezeichnet.

Mit dem „unteren" Gehirn, dem enterischen Nervensystem (ENS) wird verdaut und mit dem „oberen" Gehirn (Zentrales Nervensystem) gedacht. Beide Hirne kommunizieren und kooperieren miteinander. Es findet eine Art gegenseitiger Informationsaustausch statt.

Im Darm existiert ein Netz mit etwa 100 bis 200 Millionen Nervenzellen von der Speiseröhre bis zum Enddarm. Hier befindet sich ebenfalls der größte Teil aller Abwehrzellen, die vor negativen Bakterien und Viren schützen. Bakterien, die der Darmflora und somit dem Menschen schaden können.

Das Nervensystem im Darm ist dem Gehirn sehr ähnlich und mit diesem über Nervenbahnen verbunden. Die Nervenzellen schicken Signale zwischen Gehirn und Darm hin und her. Was im Bauch passiert, registriert also das Gehirn und umgekehrt. Gelangen etwa Giftstoffe in den Darm, schickt dieser Signale ans Gehirn, die eine Störung melden, sodass das Gehirn umgehend Durchfall und Übelkeit auslöst, um die Entgiftung einzuleiten. In einem solchen Fall sind beide Gehirne in Alarmbereitschaft.

Sowohl im Nervensystem des Darms als auch im Gehirn existieren die gleichen Substanzen. Im Nervensystem des Darms werden rund vierzig sogenannte Nervenbotenstoffe produziert, darunter das Serotonin. Wenn beide Gehirne miteinander kommunizieren, gibt das Serotonin die Informationen von einer Nervenzelle zur anderen weiter.

Die größte Menge an Serotonin existiert im Magen-Darm-Trakt. Es wird sowohl im Darm als auch in den Nervenzellen des Gehirns hergestellt. Außerhalb des Gehirns hat dieser Botenstoff beispielsweise Einfluss auf die Weite der Blutgefäße und auf die Bronchien. Da das Serotonin auch die Emotionen des Menschen beeinflusst, nennt der Volksmund es das „Glückshormon". Im zentralen Nervensystem beeinflusst das Serotonin unter anderem Körpertemperatur, Appetit, Emotionen, Stimmung, Bewusstsein, Schmerzempfindung und den Schlaf-Wach-Rhythmus. Jetzt wird verständlich, warum Menschen während einer Darmentzündung oftmals in so trüber Stimmung sind.

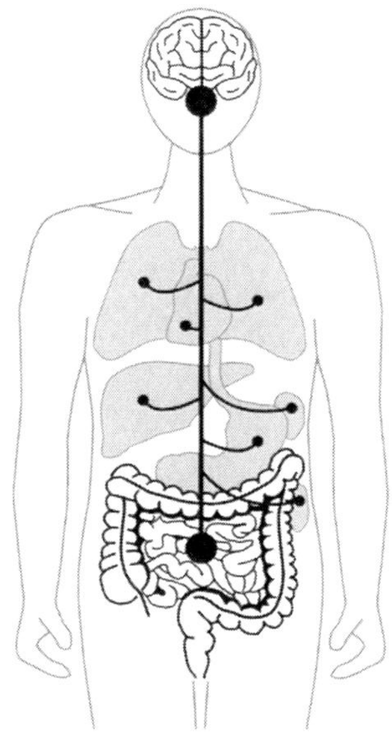

Abbildung 2

Das Zusammenspiel von Darm und Gehirn ist zu einem Forschungsfeld geworden, Wissenschaftler*innen kommen zu erstaunlichen Ergebnissen. So können Erkrankungen wie beispielsweise Depressionen oder Morbus Crohn, die bisher mit Psychopharmaka oder Cortison behandelt wurden, zukünftig mit aufbereiteten „guten" Darmbakterien therapiert werden. Die Medizin von morgen erforscht also den Darm, um den Kopf besser behandeln zu können. So wurden an der belgischen Universität Leuven Daten von Menschen mit Depression gesammelt und ausgewertet. Diese Probanden wiesen alle eine geringe Anzahl der Darmbakterien Coprococcus auf. Offenbar besteht also ein Zusammenhang zwischen den guten Bakterien und der Erkrankung.

Mein Darm liebt Entspannung, aber welche?

Ich beobachtete bei all meinen Schüben, dass emotionale Stresssituationen vorausgingen. Daher erscheint mir die enge Verbindung zwischen Darm und Gehirn sehr logisch. Da mein Darm offensichtlich keinen Stress mag, erscheint es sinnvoll, ihn zu entspannen. Aber wie und wann? Entspannung bedeutet für jeden Menschen etwas anderes, für die einen Termine zu reduzieren, Stille zu genießen, Ruhephasen in den Alltag zu integrieren oder die Dinge so zu nehmen, wie sie sind. Andere besuchen einen Entspannungskurs, fahren Rad oder arbeiten im Garten. Gartenarbeit wirkt beispielsweise auf mich wie Meditation, denn mein Kopf ist danach frei.

Spannungen können sich auch durch das Hören von spezieller Musik lockern, die wie ein „auditiver Anker" positive Erinnerungen weckt und somit eine angenehme Stimmung zu erzeugen vermag. Innere Ruhe finden viele Menschen bei einem Spaziergang durch den Wald, beim Besuch eines blühenden Parks oder beim Sport.

Dies alles sind gute Möglichkeiten, einfach mal die Seele baumeln zu lassen und auf diese Weise gut für sich zu sorgen. Je regelmäßiger ich entspanne, desto besser ist die Wirkung auf meinen Körper, meinen Geist und meine Seele und damit auch auf meinen gereizten Darm.

Stress und Hektik lassen sich nie ganz vermeiden, denn wir leben in einer unglaublich schnellen Welt und sind von Unruhe umgeben. Umso mehr lohnt es sich, die darmgesunden Entspannungstechniken und Angebote zu entdecken, die zu einem passen und wirklich guttun.

Vielen fällt es schwer zu entschleunigen. Für diejenigen empfiehlt es sich, unter Anleitung mit einem Kurs zu einem fixen Zeitpunkt zu starten. Es gibt viele Angebote auf dem Markt der Möglichkeiten. Wie soll da das richtige Seminar gefunden werden?

Die beste Möglichkeit ist es, einfach mal mitzumachen, meist kostenfreie Probestunden zu nehmen um zu schauen, wie einem die Kursleitung und die anderen Teilnehmer*innen zusagen.

Ein halbes Jahr lang probierte ich gezielt verschiedene Angebote aus, das heißt, ich beobachtete, wie sich mein Darm dabei anfühlte und bei welchen Techniken er positive Wirkung zeigte. Mit Wirkung ist gemeint, ob das Spannungsgefühl im Unterbauch und das Pulsieren im Darm links nachließen. Mit Qigong, Yoga Nidra, Meditation und der Atem- und Bewegungsgruppe machte ich bislang die besten Erfahrungen.

Um mich möglichst schnell entscheiden zu können, stellte ich mir die folgenden Fragen. Meine Antworten darauf erleichterten mir meine Entscheidung, die ich bis heute nicht bereut habe.

- Findet der Kurs zu einer günstigen Zeit statt? Werde ich diesen Kurs regelmäßig besuchen können?
- Wie weit ist das Angebot von meinem Wohnort entfernt? Könnte die Anfahrt, vielleicht mit Staus verbunden, neuen Stress erzeugen?

- Ist das Angebot für mich preislich erschwinglich? Zahle ich eine monatliche Kursgebühr oder nur die Stunden, in denen ich tatsächlich teilnehme (Zehnerkarte)?
- Ist die Kursleitung von der Krankenkasse zertifiziert, sodass mir die Kasse einen Teil der Kursgebühr erstatten wird?
- Kann ich kostenfrei Probestunden absolvieren, um den Kurs zu testen?
- Bevorzuge ich einen 10-Wochen-Kurs oder ein Schnupperwochenende, einen Kurs morgens oder abends, einen Kurs von einer Stunde oder sechs Stunden Dauer?
- Kann ich die ausgewählte Methode leicht und ohne innere Widerstände in meinen Alltag einbauen?
- Macht mir diese Methode Spaß und freue ich mich schon auf den nächsten Kurstermin?
- Sagt mir die Kursleitung zu und kann ich mich ihr*ihm anvertrauen? Oder stört mich etwas an ihr*ihm, die Stimme oder das ständige Korrigieren, das neuen Stress erzeugen kann?
- Besuchen den Kurs nette Menschen, in deren Mitte ich mich wohl- und angenommen fühle?
- Entscheide ich mich für eine Methode, die ich ohne Kurs und damit jederzeit sowie kostenfrei zu Hause alleine praktizieren kann, wie zum Beispiel Meditieren oder Mantras?
- Gibt es für meine ausgewählte Methode Anleitungen auf CD oder im Internet?

Meine darmgesunde Entspannungsmixtur sieht nun so aus:

- 1 x pro Woche Qigong, montags morgens. Abends fällt es mir schwer, einen Kurs regelmäßig zu besuchen.
- 1 x pro Woche Atemgruppe, mittwochs morgens
- Täglich morgens nach dem Aufwachen bei einem Becher lauwarmem Wasser 15 bis 30 Minuten das Mantra des Mitgefühls, Om Mani Padme Hum, singen.

- 1 x pro Woche, montags abends Wassergymnastik
- Pro Woche maximal zwei bis vier Stunden Gartenarbeit
- Am Wochenende 10 bis 20 km radeln
- Zwischen zwei Terminen zwei bis drei Stunden pausieren

Nach einem Dreivierteljahr dieses Programms stelle ich nun fest, dass mein Darm zunehmend entspannt und ruhig wird. Welch eine Erleichterung!

Ich bemerke zudem, dass mein Darm schnelle Dreh- und Rüttelbewegungen wie unter anderem in der Atemgruppe oder beim Wassertraining nicht mag. Strenge ich mich körperlich bei der Gartenarbeit und beim Fahrradfahren zu sehr an, pulsiert es prompt in meinem Darm links. Dieser leichte Schmerz signalisiert mir ein Zuviel an körperlicher Anstrengung. Dieses Pulsieren ist mit dem Pochen in einem Finger zu vergleichen, in den man sich kurz vorher geschnitten hat. Reduziere ich unverzüglich meine körperliche Aktivität, beruhigt sich mein Darm wieder und das Pulsieren nimmt ab oder verschwindet. Ich lote noch immer aus, wie viel Bewegung und körperliche Anstrengung meinem Darm guttun. Für Menschen mit einem sensiblen Darm ist es relevant, eine gesunde Balance zwischen Ruhe, Bewegung und Anstrengung zu halten. Mein Arzt machte mich inzwischen darauf aufmerksam, dass der Darm auf den Bewegungsablauf beim Fahrradfahren eher ungünstig reagiere. Er empfiehlt mir stattdessen spazieren zu gehen. Also gehe ich jetzt öfter spazieren. Und es tut mir gut.

Besonders in meiner Atemgruppe war auffallend, wie schwach ausgeprägt mein Körpergefühl war und wie schwer es mir fiel, Kontakt zu meinem Körper, zu meinem Inneren, aufzunehmen. In einer Übung sollte ich meinen Knien dafür danken, dass sie mich lange schon durchs Leben tragen. Wie befremdlich. Sollte ich mich womöglich auch noch bei meinem Darm bedanken? Ja, und das mache ich jetzt auch.

- Danke lieber Darm, dass du mich immer wieder daran erinnerst, liebevoll zu mir zu sein.
- Danke, dass du mir zeigst, dass irgendetwas gerade nicht stimmt.
- Danke dafür, dass du mich daran erinnerst, auf mich selbst zu achten.

Entspannung fängt nicht damit an, die passende Entspannungsart und die passende Kursleitung zu finden, sondern auf jedes Signal des Darms frühzeitig zu achten und unmittelbar zu reagieren. Mein Darm und ich befinden uns jetzt in einem Dialog, der dank einiger Entspannungsübungen inzwischen gut funktioniert.

Erprobte Entspannungstechniken

Es gibt eine Vielzahl an wirkungsvollen Entspannungstechniken und -kursen, die helfen den Darm zu entspannen. Die vorgestellten Techniken haben sich für mich und viele Betroffene bewährt.

Das Kapitel entstand in Zusammenarbeit mit verschiedenen Kursleitern und Experten.

Entspannung für beide Gehirne

Bei einigen Entspannungstechniken ist von Geist und Seele die Rede. Geist meint das denkende Bewusstsein, den Verstand, beziehungsweise die kognitiven Fähigkeiten des Menschen. Geist wird demnach mit Bewusstsein oder Denken assoziiert. Die Seele wird allgemein mit der Psyche des Menschen, mit Gefühlen und Gemütszuständen gleichgesetzt. Darmbeschwerden haben wie erwähnt stets psychosomatische Auswirkungen. Werden also Techniken angewandt, die den Geist und die Psyche beruhigen, wirkt sich dies positiv auf den Körper, den Darm, aus.

Je nach Betrachtungsweise gibt es in puncto des Geistes auch andere Interpretationen. Im Buddhismus beispielsweise besitzt der Geist eine grundlegende Eigenschaft. Er erfasst ein Objekt und ist auf dieses ausgerichtet. Alles Existierende wird als ein Objekt angesehen. Der Geist an sich ist immateriell und daher nicht aus materiellen Teilen, Partikeln, Atomen, aufgebaut. Wenn eine Vase angeschaut wird, so ist diese das Materielle, also ein Objekt. Der Geist, der die Vase erfasst, ist dagegen immateriell, ist aber notwendig, um die Vase überhaupt betrachten zu können. Die Seele wird im Buddhismus als nicht existent betrachtet. Emotionen, die im Westen mit Seele gleichgesetzt werden, zählen im Buddhismus zu den Faktoren des Geistes.

Unabhängig der Betrachtungsweise gilt allerdings eins. Eine Darmentzündung geht meistens mit Frustrationen, trüben Gedanken, Mutlosigkeit oder Antriebsschwäche einher. Daher ist es zentral wichtig, auf allen Ebenen zu entspannen – körperlich, seelisch und geistig.

In diesem Zusammenhang eine kleine Anmerkung. Ich habe beobachtet, dass düstere Fernsehkrimis mich belasten. Mein Darm ist reagiert unruhig und rumort. In der darauffolgenden Nacht habe ich Albträume. Es ist daher für mich sinnvoll, auf diese Fernsehgewohnheit möglichst zu verzichten.

Meine Gedanken zur Bauchmassage

Eine ganz einfache Anwendung ohne erforderliche Fachkenntnisse ist es, den Bauch sanft zu massieren. Es ist ein gutes Mittel, die Darmtätigkeit anzuregen. Die kreisenden Bewegungen können auch dabei helfen, eingeklemmte Luft zu „befreien" und Blähungen zu minimieren oder zu verhindern. Wenn ich beispielsweise abends zu viel gegessen habe und im Bett liege, dann mault mein Darm. Ich massiere dann meinen Bauch sanft linksherum, gegen den Uhrzeigersinn, wie ich es im Qigongkurs lerne. Andere Betroffene empfinden die Massage mit Magnesiumöl als wohltuend.

Meine Gedanken dazu, den Körper zu dehnen

Nach einem Sturz war ich wegen meiner Nackenbeschwerden in ostheopathischer Behandlung. Bei einer Ostheopathie wird die verspannte, harte Muskulatur, die Folge meines Sturzes war, sanft gelockert. Während dieser Anwendung spürte ich, wie mein Unterbauch links wohlig warm wurde. Es schien eine Verbindung zwischen meiner Verspannung im Nacken und meinem Darm zu bestehen. Dies brachte mich auf die Idee, dass auch Dehnübungen dazu beitragen können, dem Darm etwas Gutes zu tun.

Zwei einfache Dehnübungen sind beispielsweise, sich ohne Kopfkissen flach auf den Boden zu legen und fünf- bis zehnmal die Arme parallel zum Körper in Zeitlupe gleichzeitig hoch und runter in Richtung Kopf zu bewegen und neben dem Kopf links und rechts abzulegen. Anschließend werden die Arme nach beiden Seiten vom Körper in Brusthöhe gerade ausgestreckt, langsam gehoben und wieder gesenkt, bis sie den Boden berühren, ebenfalls fünf- bis zehnmal. Diese Dehnübungen helfen, eine steife Körperhaltung zu korrigieren, Organe zu dehnen und somit auch den Darm zu entkrampfen.

Meine Gedanken zur Meditation

In der Meditation geht es darum im Hier und Jetzt zur Ruhe zu kommen. Mal nicht denken und etwas wollen, sondern die Gedanken vorbeiziehen lassen. Es ist allerdings eine Kunst, das Gedankenkarussell anzuhalten und die Überlegungen zu stoppen.

Der Begriff „Meditation“, lateinisch „meditatio“, bedeutet so viel wie „zur Mitte ausgerichtet sein“. Aus der inneren Ruhe, die die Meditation hervorruft, sind Kraft und Ausgeglichenheit für den Alltag zu gewinnen. Dies ist besonders wichtig für Menschen mit Darmbeschwerden, die definitiv belastet sind.

Wer regelmäßig meditiert, erlangt ein Gleichgewicht, seelisch wie körperlich. Dieses Gleichgewicht lässt sich nur durch das ständige Ausbalancieren von Anspannung und Loslassen beibehalten. Dieses Ausbalancieren sollte kontinuierlich trainiert werden. Die positiven Auswirkungen der Meditation auf die Gesundheit sind wissenschaftlich belegt und sollen das Immunsystem stärken.

Eine kurze Meditation ist überall möglich, auch in der Warteschlange im Supermarkt. Jetzt in der Schlange stehen und einfach nur da sein, denn es nutzt nichts, ungeduldig zu werden. Schneller geht es dann auch nicht. Mal still stehen im wahrsten Sinne des Wortes.

Meine Gedanken zu den Mantras

Mantras zu rezitieren dient dazu, den Geist zu „befreien", also zu beruhigen. Mantras sind Silben, Worte, Verse oder Sätze aus der altindischen Sprache Sanskrit, viele Jahrtausende alt und angewandt von den frühen indischen, mongolischen und tibetischen Völkern.

Durch das wiederholte Rezitieren, verbal oder stumm, Singen oder Hören, durch den Klang der Silben und Worte bewirken sie innere Kraft, Ruhe und Entspannung.

Es handelt sich dabei um eine Technik der Meditation, die Körper, Seele und Geist positiv beeinflusst, Gedanken zur Ruhe kommen lässt und das Grübeln minimiert. Das Rezitieren der Mantras soll sich unmittelbar auf das Unterbewusstsein auswirken und zu positiven Gedanken verhelfen. Meditative Ruhe erlebt auch, wer die Bedeutung der Mantras nicht kennt und sich trotzdem darauf einlässt.

Meine Gedanken zum Qigong

In der traditionellen chinesischen Medizin (TCM) bezeichnet das Qì die Lebensenergie des Menschen. Qigong als Meditations-, Konzentrations- und Bewegungsmethode hat zum Ziel, den Energiefluss im Körper zu harmonisieren, Körper, Geist, Seele sowie Atmung zu beruhigen. Die verschiedenen Qigongübungen regen das Meridiansystem, die Energieleitbahnen des Körpers, an und begünstigen so den freien Fluss der Lebensenergie. Die einzelnen Meridiane im sind vergleichbar mit den Akupunkturpunkten.

Die sanften und langsamen Bewegungen im Qigong stehen im Einklang zum eigenen Atem. Zu jeder Übungsabfolge gibt es ein Bild, beispielsweise „Der Drache trinkt am Brunnen“, „Die Wolken teilen“ oder „Den Mond anschauen“. Mit dieser visuellen Hilfe fallen einem die Übungen leichter. Die Qigongübungen sensibilisieren die eigene Körperwahrnehmung und sollen krank machende Störungen reduzieren oder beseitigen sowie die Lebensenergie, Qì, stärken. Wer Schmerzen hat, sich um seine Zukunft sorgt oder in einer gesundheitlichen Krise befindet, ist angespannt und verkrampft dabei die Muskulatur. Qigong mit seinen sanften Dehnübungen und Bewegungen ist eine gute Möglichkeit sich zu lockern. Die innere Ruhe, die das Qigong herbeiführt, macht den Darm ganz friedlich, kann aber auch bei Kopfschmerzen helfen.

Die behutsamen und ruhigen Bewegungen im Qigong beruhigen mich sehr. Zu Beginn der Stunde fühle ich mich oft innerlich angespannt und unruhig. Danach bin ich wie ausgewechselt. Ich bewege mich langsamer und auch die Welt um mich herum scheint sich gemächlicher zu drehen. Die Übungen sensibilisieren meine eigene Wahrnehmung und ich kann meinen Darm während der angeleiteten Übungen unmittelbar spüren.

Die Meridian-Klopftechnik

Qigongübungen werden oftmals mit der Meridian-Klopftechnik kombiniert. Jeder der Meridiane, die den einzelnen Körperregionen zugeordnet sind, wirkt entspannend auf bestimmte Organe. Ein*e Qigongtrainer*in kann die Punkte, die etwa den Magen oder den Darm positiv anregen, genau zeigen. Das Meridian-Klopfen ist eine Methode aus der chinesischen Massage. Ähnlich wie bei einer Akupunktur, nur ohne Nadeln, werden bestimmte Meridianpunkte mit einem speziellen Holzstab, Meridianklopfer, sanft geklopft. Dieser Klopfer besitzt vorne einem elastischen Ball und eine Spitze, mit der die jeweilige Körperstelle leicht angetippt, geklopft, wird. Verspannungen werden auf diese Weise gelöst, verklebtes Gewebe aufgelockert. Das Meridianklopfen aktiviert die Selbstheilungskräfte und wirkt sich positiv auf die Gesundheit allgemein aus.

Das Körperklopfen ist – anders als Qigongübungen – auch gut vor dem Fernsehen auf der Couch zu praktizieren, eine kleine Entspannung für zwischendurch. Auf YouTube sind Videos mit genauen Anleitungen abrufbar.

Meine Gedanken zum Yoga Nidra

Yoga Nidra ist eine indische Entspannungstechnik und Nidra bedeutet im Sanskrit so viel wie Schlaf. Die Methode Yoga Nidra stellt eine Verbindung zum eigenen Körper her. Auf meinen Darm bezogen heißt das, sehr vereinfacht, dass ich mich mit ihm mental verbinde. Der Körper ist so etwas wie das Tor zum Inneren eines Menschen, zu seinen Gedanken, zu seiner Phantasie, zu seinem Gefühlszustand. Besteht kein Widerstand mehr gegen den Körper, den Schmerz, die Erkrankung, kann in diesem Moment eine große Entspannung eintreten. Schmerz und körperliche Beeinträchtigungen können sich so lösen.

Die Entspannungsübungen im Yoga Nidra dauern 30 bis 45 Minuten. Es gibt Übungsvideos und gezielte Anleitungen beispielsweise auf YouTube, die gut in Eigenregie zu Hause praktiziert werden können. Eine Stunde Yoga Nidra soll vom Erholungswert wie drei Stunden Nachtschlaf wirken und kann somit Stresssymptomen entgegenwirken.

Nach Yoga Nidra fühle ich mich absolut tiefenentspannt. Es ist wie ein Schlaf in wachem Zustand und meine körperliche, geistige und seelische Unruhe nimmt spürbar ab.

Hypnose und Hypno-Therapie

Beides sind Möglichkeiten, schnell und tief zu entspannen, in Trance zu kommen und somit die Selbstheilungskräfte auf dem Weg zur darmgesunden Lebensweise zu aktivieren.

Eine Hypnose arbeitet mit positiven Bildern und Assoziationen. Die Hypnose ermöglicht Lösungsansätze für Situationen zu finden, in denen das Handeln blockiert ist. Die Trance, in die der*die Hypnosecoach*in jemanden versetzt, hilft die Konzentration auf eine bestimmte Sache zu verbessern.

Im Grunde ist die Trance als Bewusstseinszustand den meisten Menschen aus dem Alltag her vertraut, wenn auch eher unbewusst. So passiert es, dass Menschen Situationen vorausnehmen, obwohl die Umstände real nicht so sind, wie sie in ihrem inneren Film ablaufen. In einer solchen Bildergalerie spielen meistens unangenehme Emotionen eine Rolle. Die Psychologen sprechen hierbei von Problemtrance. Diese grundlegende Fähigkeit des Menschen zur Trance kann auch dazu genutzt werden, sich in positivem Sinne in Trance von Belastungen zu distanzieren und kritische Situationen in einem ganz anderen Licht zu erleben. Dazu verhilft ebenfalls die Selbsthypnose, die unter Anleitung erlernt werden kann.

Bei der Hypno-Therapie wird die Hypnose in eine Psychotherapie, die bereits stattfindet, eingebettet. Dieser therapeutische Ansatz wird beispielsweise bei Angst- und Belastungsstörungen, Migräne, Schlafstörungen, Allergien, Reizdarm und chronischem Schmerz verfolgt.

Es ist damit zu rechnen, dass frühere negative Erlebnisse und Probleme ins Bewusstsein hochkommen, die anschließend aufgearbeitet werden müssen. Daher ist die Wahl des*der Coach*in umso wichtiger. Nur ausgebildete Trainer*innen vermögen dabei zu helfen, das Erlebte zu verarbeiten. Besitzt der*die Hypnotiseur*in diese psychologische Kompetenz? Jede*r sollte für sich klären, ob Negativerlebnisse für den ohnehin gereizten Darm womöglich weiteren Stress bedeuten könnten. Dann wäre die Hypnose nämlich kontraproduktiv.

Zunehmend werden Darmbeschwerden mit einer speziellen Darmhypnose behandelt, bei der gezielt beruhigende Bilder eingesetzt werden, die in eine angenehme, positive Stimmung versetzen. Ist die Psyche ruhig, ist es, wie bereits erwähnt, auch der Darm.

Mir ist die Arbeit mit Bildern und Phantasien aus Selbsterfahrungsgruppen und aus Fortbildungen zu gewaltfreier Kommunikation und Gestaltpädagogik vertraut. Ich setze jetzt nach eigenen Hypnosesitzungen die positive Wirkung von Fotos gezielt ein. Es sind Fotos, die mich an etwas Schönes erinnern und daher positive Stimmungen erzeugen, wie der Taratempel in einem buddhistischen Kloster und eine Wasserspiegelung im Wörlitzer Gartenreich. Wenn ich diese Fotos ansehe, hellt sich meine Stimmung sofort auf. Es funktioniert tatsächlich.

Meine Gedanken zur Gruppe „Atem und Bewegung“

Der Ausspruch „Mir stockte der Atem“ ist vielen bekannt und bezieht sich auf eine Angstsituation. Besonders Menschen, die starke Schmerzen haben, ängstigen sich vor noch größeren Schmerzen. Dies erzeugt bei ihnen Stress, und emotionale Belastungen und seelische Blockaden entstehen, denn die Muskulatur verkrampft. All das, was der Mensch nicht haben, sondern vermeiden möchte, manifestiert sich in Spannungen, in Muskelspannungen. In meiner Gruppe „Atem und Bewegung“ geht es sowohl um Anspannen als auch um Loslassen. Blockaden lassen sich durch tiefes, konzentriertes Aus- und Einatmen wieder lösen. Es bewirkt positive Kraft und Energie und beruhigt. Die Angstgefühle nehmen ab. Gezielt wird der Atem in einzelne Körperbereiche gelenkt und somit wird das Körpergefühl trainiert. Das konzentrierte Atmen fällt leichter, wenn ich mir das Organ, in das hineinatme, bildlich vorstelle. So kann ich meine Aufmerksamkeit auch auf meinen Darm und Bauch richten. Die Aufmerksamkeit auf das Atmen führt dazu, ganz im Hier und Jetzt zu sein und beruhigt mich ungemein. Ist mein Inneres beruhigt, ist es auch mein Darm.

Sensibilität für den eigenen Körper zu entwickeln ist das Ziel in dieser Atemgruppe. Wach für den eigenen Körper zu sein, setzt ein liebevolles Miteinander mit einem oftmals vernachlässigten Körper voraus. Ohne sensible Körperwahrnehmung wird es schwer, Signale des Darms früh genug wahrzunehmen. Je rechtzeitiger Symptome beachtet werden, desto frühzeitiger ist eine Darmentzündung in ihren Anfängen festzustellen. Einem neuen Schub kann so umgehend entgegengewirkt werden.

Ein Gefühl für den eigenen Körper ist ebenfalls nötig, um Symptome detailliert beschreiben zu können. Je genauer die Beschreibung, desto konkreter können Arzt*Ärztin oder Heilpraktiker*in ihre weitere Behandlung darauf abstimmen.

Dazu eine kleine Anmerkung: Ich kann mich nunmehr ganz gut auf mein Körpergefühl verlassen und mein Arzt nimmt mich hier sehr ernst. Bitte ich um einen Bluttest, weil ich nicht weiß, ob meine Beschwerden einen neuen Schub oder eine Reizung bedeuten, dann testet er sofort mein Blut.

Eine Stunde bewusstes Atmen versetzt in eine Art Vakuum, in das die hektische und belastende Umwelt nicht einzudringen vermag. Elemente aus Yoga, Wirbelsäulengymnastik, Pilates und Tai-Chi unterstützen den Atemfluss, helfen in Stresssituationen oder sorgen für einen ruhigeren Schlaf. Schlafstörungen treten bekannterweise bei Menschen mit Darmproblemen häufig auf.

Einfach mal die Seele baumeln lassen

Die direkte Verbindung zwischen Darm und Gehirn bewirkt, stark vereinfacht gesagt, dass ungute Gefühle, seelische Unruhe oder Druck auf direktem Wege in den Darm gelangen und dort Beschwerden verursachen können. Viele Betroffene ängstigen sich vor neuen Schüben und den damit oftmals einhergehenden starken kolikartigen Schmerzen. Sie fürchten die vielen wachen Stunden nachts, weitere Krankenhausaufenthalte oder OPs. Diese Ängste erzeugen Stress. Bei den Betroffenen besteht daher bereits beim kleinsten Ziepen die Gefahr, sich in diesen Ängsten zu „verlieren", obwohl vielleicht gar nichts passiert.

Wie kann erlernt werden, trotz der Angst gelassen zu bleiben? Wie kann einer solchen Situation begegnet werden? Dazu empfehle ich eine einfache, bereits mehrfach erprobte Methode. Die Ausgangslage: ich soll einen Vortrag halten, schätze das Publikum als sehr anspruchsvoll ein und bin daher aufgeregt. Mein Darm meldet sich prompt und ich schwanke zwischen absagen und hingehen. Meine Darbietung ist bereits in wenigen Stunden und eine schnelle Entscheidung muss her. Folgende Methode verhilft mir zur Klarheit: Ich stelle mir visuell so konkret wie möglich vor, wie ich vor meinem Publikum stehe und referiere. Mit diesem Bild verbinde ich zwei Fragen: Was kann mir im schlimmsten Fall passieren? Wie würde es sich anfühlen, wenn ich absage? Während ich Antworten auf diese beiden Fragen suche, passiert etwas Entscheidendes. Die angstvolle Situation des Vortragens verliert ihren Schrecken. Nun kann ich definitiv entscheiden. Ich hielt den Vortrag und mein Publikum und ich waren sehr zufrieden. Es war nur ein Film in meinem Kopf und das Kopfkino verändert sich durch konkretes Hinschauen.

Ist der Panik vor neuen Schüben oder einer OP mithilfe dieser Methode auch beizukommen? Die Erinnerung an Schmerzen sitzt tief. Es könnte versucht werden sich vorzustellen, wie der letzte Schub verlief. War er wirklich so katastrophal wie in der Erinnerung? Möglicherweise offenbart ein genaueres Hinschauen, dass der letzte Schub leicht war und ohne starke Schmerzen. Und überhaupt, nach zwei Tagen Brei und Suppe war er ohnehin vorbei. Es ist die große Angst, die die Situation so verzerrt.

Wichtig ist, dass die Krankheit einen nicht im Fühlen und Handeln beherrscht. Es ist das Leitziel, nicht vor der Krankheit wegzulaufen, sondern sich dieser zu stellen. Doch wie gelingt dies?

Fachleute wie Psychotherapeut*innen oder Resilienzberater*innen können wertvolle Unterstützung dabei leisten, sich seelisch zu entlasten, zu entspannen und emotional an Stärke zu gewinnen.

Es hilft auch, sich bewusst zu werden, dass jede*r grundsätzlich die Fähigkeit besitzt, aus Krisensituationen gestärkt hervorzugehen und zu akzeptieren, dass im bisherigen Leben vieles noch nicht verarbeitet ist. Jeder Mensch ist dazu fähig, sich zu ändern. Es braucht allerdings Zeit, Schritt für Schritt zu betrachten, was einen belastet und letztendlich Darmbeschwerden auslöst.

Viele Betroffene berichten, dass ihre Darmbeschwerden und deren Auswirkungen auf ihr Leben sie sehr bedrücken und beunruhigen und häufig auch zu Schlafstörungen und Unruhe führen. Hatten sie bereits eine stationäre Rehabilitation absolviert, waren ihnen die Gespräche mit Psycholog*innen noch als sehr klärend und wohltuend in Erinnerung, siehe „Diagnose Divertikulitis“, Seite 17. Diese psychologischen Gespräche sind auch nach einer Reha möglich. Liegt eine Verordnung des*r behandelnden Arztes*Ärztin vor sowie die Kassenzulassung des*r gewünschten Therapeuten*in, kann die Krankenkasse die Therapiestunden bezuschussen. Von den gesetzlichen Krankenkassen werden derzeit die Kosten unter anderem für die Verhaltenstherapie und die analytische Psychotherapie erstattet.

Was ist eigentlich eine Psychotherapie?

Wörtlich übersetzt bedeutet Psychotherapie Behandlung der Seele beziehungsweise der seelischen Probleme. Mit psychotherapeutischen Methoden werden Störungen oder Blockaden des Denkens, Handelns und Erlebens identifiziert und therapiert.

Darmkranke hindert oft etwas daran, ihre Krankheit anzunehmen, mit ihr zu leben und die entstehenden Probleme aktiv und lösungsorientiert anzugehen. Eine Therapie könnte helfen, diese Hindernisse mithilfe einer*s Fachfrau*mannes ausfindig zu machen und bewältigen zu lernen.

Verhaltenstherapie

Die Verhaltenstherapie geht davon aus, dass Menschen ihr Verhalten und Erleben durch Erfahrungen im Laufe ihres Lebens erlernen. Die*r Therapeut*in erarbeitet gemeinsam mit dem*r Patienten*in neue Verhaltensweisen, um Negatives durch Positives ersetzen zu können. Die Verhaltenstherapie ist eine handlungsorientierte Therapieform. Es sollen Einsichten in Zusammenhänge und Ursachen der eigenen Probleme gewonnen werden, eine wesentliche Voraussetzung dafür, das Erleben und Verhalten zu verändern. Darmerkrankte sind besonders gefordert, vieles in ihrem Leben zu verändern, zum Beispiel ihre Ernährungsgewohnheit. Dabei kann eine Verhaltenstherapie gut helfen.

Analytische Therapie

Ziel der analytischen Psychotherapie ist das Bewusstmachen von verdrängten Gefühlen und Erinnerungen, die den Menschen blockieren. Die Ursachen und Lösungen für gegenwärtige Probleme sind hierbei im Unbewussten und in der Vergangenheit des zu Therapierenden zu suchen. Im Laufe der Therapie durcherlebt er*sie seine*ihre Konflikte erneut, um diese so verarbeiten zu können.

Meine Gedanken zur Resilienzberatung

Resilienz ist eine innere Widerstandskraft, um Stress, Burnout, Überforderung, Angst vor Veränderung, Druck und Rückschläge bewältigen zu können. Diese Kraft ist bei jedem Menschen grundsätzlich vorhanden, ebenso die Fähigkeit, sich zu verändern.

Es bedarf jedoch oft eines Anstoßes, um sich mit Resilienz zu beschäftigen und darin einen Weg zur Gesundung zu sehen. Anstöße, resilient zu handeln, können Darmbeschwerden sein und der damit verbundene Wunsch, diese Beschwerden zu verstehen. In der Resilienz wird der Darm zu meinem Ratgeber, der mir mitteilt: „Machst du trotz meiner Warnhinweise weiter, musst du mit negativen Folgen rechnen. Du hast die Wahl, entscheide dich jetzt. Erkenne endlich, dass ich weise bin. Schöne Grüße dein Darm.“

Resilienz bezieht sich stets auf die vier Erlebnisebenen des menschlichen Daseins und somit auf die Ganzheitlichkeit des Menschen:

1. Seele, Psyche, Gefühle, Gemüt

2. Geist, Denken, Bewusstsein, Verstand

3. Verhalten

4. Körpergefühl, körperliche Signale

In der Resilienzberatung werden Entwicklungsprozesse des Menschen begleitet, die sich auf Beruf, Privatleben und Gesundheit beziehen können. In einer Sitzung wird gezielt mit den vorhandenen Ressourcen des*der Ratsuchenden gearbeitet. Der*die Berater*in bietet hierbei keine Lösungen an, sondern stellt gezielt Fragen und gibt Anstöße. In diesem geleiteten Gespräch gelingt es, sich selbst zu reflektieren, die Selbstwahrnehmung zu schärfen und mit Achtsamkeit zu mehr Selbstsicherheit zu gelangen.

Oft reichen nur wenige Stunden aus, um mehr Handlungsspielraum im eigenen Leben erkennen zu können. Es tut seelisch gut, eigene Ansätze zu erkennen, wie eine Krisensituation zu bewältigen ist. Eine Divertikulitis und das Reizdarmsyndrom stellen solche Krisensituationen dar.

Um zu veranschaulichen wie resilientes Handeln funktioniert, gebe ich ein Beispiel aus meiner eigenen Beratungsstunde. Ich nenne diese Situation, um die es hier geht, die „Bauchschmerzsituation oder Nein zur Verantwortung".

Zunächst schildere ich der Beraterin detailgetreu zwei aktuelle stressauslösende Situationen, die, so vermute ich, zu meinen Darmbeschwerden führten. Beide Situationen haben mit meinem Verantwortungsgefühl gegenüber anderen zu tun, wie ich schon nach wenigen Gesprächsminuten erkenne. Das erste Stresserlebnis bezieht sich auf einen Ausflug, bei dem ich 17 Kinder bei großer Hitze in eine Großstadt begleitete. Das zweite Ereignis am selben Tag bezieht sich auf meine Teilnahme an der Selbsthilfegruppe trotz großem Unwohlsein. Diese Überbelastung löste noch am selben Abend mehrfach Durchfälle aus. Es wird in dieser Beratung Thema, dass ich nicht jede Verantwortung übernehmen muss. Habe ich mal Ja gesagt, kann ich auch Nein sagen. Ich kann Verantwortung auch zurückgeben. Schließlich trage ich auch eine Verantwortung für mich selbst. Das Schöne, im Sinne der Resilienz zu agieren, ist dieser Schritt, die Dinge aus einer anderen Perspektive zu betrachten (Paradigmawechsel). Mein Darm erledigt also für mich das Nein. Sollte ich meinem Darm also mehr Chancen geben, Nein zu sagen?

Es gilt, zukünftig solche stressigen Situationen möglichst zu vermeiden, denn Überlastung tut mir und meinem Darm nicht gut. Zu den guten Vorsätzen, die ich aus dieser Erkenntnis ableite, gehört, in ähnlichen Situationen genau zu überlegen, wie viel Verantwortung ich übernehmen möchte. Verantwortungstypen wie ich, neigen dazu, etwas anzustoßen, müssen aber lernen, dass sie nicht alles selbst erledigen müssen.

Verantwortliches Handeln hat also auch mit Loslassen zu tun. Resilientes Verhalten ist umso erfolgreicher, je schneller die guten Vorsätze in die Tat umgesetzt werden. Zukünftig werde ich ähnliche Ausflüge vermeiden, und in der Selbsthilfegruppe erhält noch jemand einen Schlüssel, damit ich mal fehlen kann, ohne dass die anderen vor der Tür stehen müssen.

In naher Zukunft

Ich möchte als Nächstes lernen, einfach nur still zu sitzen und nichts zu tun. Ich möchte meinen inneren Druck verlieren, immer etwas tun zu müssen. In der Stille liegt die Kraft, die es zu spüren gilt. Viele Termine und Verpflichtungen erzeugen eine Eigendynamik. Ich bin wie ein Kreisel, der sich ständig dreht, doch schon nicht mehr so schnell wie früher. Einfach nur in der Gegenwart sein zu können, ohne schon drei Stunden im Voraus zu sein und den Dingen ihren Lauf zu lassen. Es lohnt sich für mich und meinen Darm.

Resümee

- Finde heraus, was dich und deinen Darm beruhigt.
- Finde heraus, was dir und deinem Darm nicht guttut.
- Empfange, was du wahrnimmst und achte auf die Signale deines Körpers bzw. deines Darms.
- Vertraue dir und deinem Körpergefühl.
- Nehme dich selbst ernst und wichtig.
- Versuche Stress, Druck, Überforderung, Ängste rechtzeitig zu minimieren.
- Wähle gezielt adäquate Entspannungstechniken und Kurse für dich aus.
- Entscheide dich bewusst, nach der Devise, weniger ist mehr.
- Vertraue auf deine Fähigkeit, dich ändern zu können.
- Vermeide Methoden und Angebote, an denen du zweifelst.

- Suche das Positive in deinem Leben und lebe es.
- Lass den Dingen ihren Lauf, und vertraue dem, was kommt.
- Hole dir, wenn nötig, fachliche Hilfe. Du bist trotzdem okay.
- Lerne dich und deinen Darm zu mögen und sorge gut für euch beide.
- Entspanne dich regelmäßig und erhöhe somit die Wirkung.
- Bewege dich ausreichend, denn Bewegungsmangel lähmt deinen Darm und kann zu Verstopfung führen.

Es zahlt sich aus, zu entspannen, den Turbogang aus dem Alltag zu nehmen und dem Darm Ruhe zu gönnen, denn wie ein asiatisches Sprichwort sagt:

„Der Darm ist das Tor zum Leben."

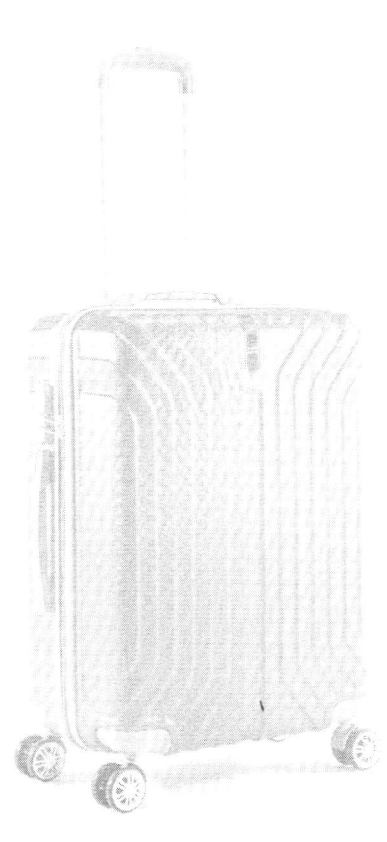

„Zu reisen ist zu leben."

Hans Christian Andersen

Mein Darm und ich auf Reisen

Urlaub ist dazu da, unbeschwerte Tage zu erleben und Schönes zu genießen. Doch viele Betroffene verreisen nur noch selten oder überhaupt nicht mehr und verzichten sogar auf Tagesausflüge. Zu schlimm waren die Erfahrungen, auswärts krank zu sein und sogar stationär behandelt zu werden. Dies kann einem schon die Lust auf die nächste Reise nehmen. Das ist schade, denn besonders belasteten Menschen tut es gut, die Tapeten zu wechseln, sich von Sorgen und bedrückenden Gedanken abzulenken, mal Abstand zu gewinnen und den Kopf freizubekommen. Ein Urlaub trägt viel zu einem positiven Lebensgefühl bei und tut der Seele gut.

Ich kenne Betroffene, die sich überwiegend in der Welt ihrer Krankheit bewegen und deren Gedanken unaufhörlich um ihr Leiden kreisen. „Ich denke jetzt schon daran, wie ich mich dort ernähre und ob das klappt", so ein Reizdarm-Betroffener, der auch beruflich viel unterwegs sein muss. Dabei ist gerade die Ferienfahrt eine gute Möglichkeit, sich zu beweisen, dass sich auch mit Divertikulitis und einem Reizdarmsyndrom gut leben lässt und niemand sich den Widrigkeiten dieser Krankheiten beugen muss.

Es gibt schließlich auch Menschen, die trotz schwerster Erkrankung verreisen. Diese Menschen haben eine andere Sicht auf die Dinge. Sie möchten trotz ihrer Erkrankung Schönes entdecken und erleben. Sie stimmen die geplante Reise und ihr Reiseziel auf ihre aktuelle Lebenssituation ab, denn sie leben mit der Krankheit und wollen von ihr nicht beherrscht werden. Wie mein schwer kranker Freund, der im Rollstuhl sitzt. Er buchte mit Freunden eine Flusskreuzfahrt und hatte großen Spaß an der Tour. Für diesen Kranken ist das Glas halb voll und nicht halb leer.

Das Risiko im Urlaub zu erkranken besteht immer. Gerade Durchfall haben schon viele Reisende erlebt. In der Regel aber lässt sich niemand durch solche Erfahrungen von der nächsten Reise abhalten, packt neben Sonnencreme und Reiseführer für den Ernstfall noch ein paar Kohletabletten ein. Bei Menschen mit einem sensiblen Darm ist dies anders. Bei den Divertikulitis- und Reizdarmbetroffenen kreist die nicht unbegründete Furcht vor unangenehmen Darmbeschwerden wie eine dunkle Wolke über ihrer Urlaubsplanung.

Generell ist es so, dass viele Menschen auf Reisen unter einer vorübergehenden Verstopfung leiden. Der Darm ist ein Gewohnheitsorgan. Er merkt sich genau, zu welchen Zeiten der Mensch isst und wie viel er sich bewegt. Auf Reisen schwanken die festen Essenszeiten, wird lange im Auto, in der Bahn oder im Bus gesessen. Und erst der innere Schweinehund, der im Urlaub so richtig aktiv wird. In Urlaubslaune passiert es mir öfter, dass ich über die Strenge schlage und meine guten Vorsätze, ausgewogen und regelmäßig zu essen, schlichtweg ignoriere. Es ist dann schwierig, den süßen Variationen in der Kuchenvitrine zu widerstehen. Und erst die Gerichte auf der Speisekarte, die mit tollen Zutaten und Namen locken. „Einmal ist keinmal", meine innere Stimme kennt viele Ausreden. Ich gebe nach und esse den Kuchen, um anschließend zu merken, dass er mir eigentlich gar nicht mehr schmeckt. So kam es, dass ich einen fünftägigen Städtetrip fast abgebrochen hätte. Trotz minutiöser Vorbereitung ereilte mich am dritten Tag ein neuer, wenn auch leichter Schub.

Diese Städtetour war mir eine Lehre. Eine meiner wesentlichen Erkenntnisse war, zukünftig keine Pensionen und Hotels mehr zu buchen. Um meinen Essensrhythmus und meine Ernährungsgewohnheiten auch auf

Reisen beibehalten zu können, miete ich mir nun ein Apartment oder eine Ferienwohnung. In diesem Domizil bin ich autonom und kann essen, wann, was und wie ich möchte. Ich bin unabhängig von Buffets und kann mir das Essen zubereiten, von dem ich weiß, dass es mir bekommt. Meine darauffolgenden Urlaube bestätigten meine Entscheidung: Ich wohnte in einer Ferienwohnung, kochte meistens selbst, hielt meine Essenszeiten ein und siehe da, es klappte gut – ich hatte keinen Schub.

So viel steht fest: Menschen mit Darmbeschwerden verreisen unter erschwerten Rahmenbedingungen und sollten ihren Urlaub daher unbedingt gründlich vorbereiten. Allerdings sollte die intensive Vorbereitung nicht dazu führen, sich nur noch mit negativen Eventualitäten zu beschäftigen. Das kann einem die Vorfreude verderben.

Darmbeschwerden sind zwar auf Reisen nicht auszuschließen, lassen sich allerdings mithilfe bestimmter Rahmenbedingungen minimieren.

Koffer gezielt packen und Reisevorbereitung mal anders

Die folgenden Empfehlungen könnten in einer schriftlichen Packliste vorkommen, die für jeden Urlaub, jedes Ziel und jede Unterkunft ergänzt werden kann. Es empfiehlt sich, die Liste nach jeder Reise um neue Erkenntnisse und Erfahrungen zu erweitern und somit schon eine gute Vorbereitung für die nächste Reise zu schaffen.

- Notfall-Antibiotikum vor Reiseantritt verschreiben lassen und andere notwendige Medikamente mitnehmen.
- Gegen eventuell auftretende Darmentzündungen kann nach ärztlicher Absprache vorbeugend ein Antibiotikum eingenommen werden. Dazu raten sogar einige Ärzte. Dabei ist allerdings zu berücksichtigen, dass Antibiotika die gute Darmflora zerstören, die in der Folge mühsam wiederaufgebaut werden muss. Es ist daher zu empfehlen, ein Antibiotikum erst in einem tatsächlich eintretenden Notfall einzunehmen.

- Lebensmittel, Tees und Nahrungsergänzungsmittel wie Flohsamenschalen in ausreichender Menge mitnehmen, wenn voraussehbar ist, dass sie am Urlaubort nicht oder nur schwer zu finden sind.
- Gastroenterologen und/oder ein Krankenhaus am Urlaubsort heraussuchen. Telefonnummer und Adresse sollten vor Reiseantritt parat sein. Dies verleiht mental Sicherheit, denn im Falle eines Schubs und akuter Schmerzen hat niemand mehr die Kraft und die Ausdauer, nach einer Praxis zu suchen. Noch beruhigender ist es, wenn in Urlaubsorten bereits ein Arzt oder eine Ärztin bekannt ist und die Krankengeschichte kennt.
- Passende Restaurants im Internet auswählen und Speisekarten sichten: Wo gibt es Gemüse- und Vollkorngerichte?
- Schmackhaften Reiseproviant zusammenstellen. Die Speisen aus den Raststättenvitrinen gilt es zu vermeiden. In Broten, Salaten und warmen Gerichten, die stundenlang in den Theken vor sich hin schmoren, vermehren sich die schlechten Bakterien rasend schnell.
- Während der Fahrt das Trinken nicht vergessen – am besten klares Wasser –, denn oft trinkt man auf Reisen zu wenig.
- Auf der Fahrt alle zwei Stunden eine Pause einlegen, am besten in Übereinstimmung mit den gewohnten Essenszeiten.
- Am Ferienort die Essensgewohnheiten möglichst oft beibehalten. Ein kleiner Proviant mit Gemüse und Obst für unterwegs ist immer ratsam.
- Sich viel bewegen, ob auf dem Rastplatz, im Zug oder im Flugzeug. Minimale Aktivitäten wie leichte Dehnübungen und ein kleiner Fußmarsch auf dem Rastplatz helfen, denn langes Sitzen macht den Darm träge und forciert eine Verstopfung.
- Am Besten ist es ein paar Tage vor Urlaubsbeginn etwas Abführmittel zu nehmen und bis kurz nach dem Urlaub fortsetzen, um einer Verstopfung vorzubeugen, oft eine Folge veränderter Stuhlgewonheiten auf Reisen.
- Einen kleinen Wasserkocher mitnehmen, um sich abends im Feriendomizil heilende und beruhigende Tees zubereiten zu können.

Auswärts unbeschwert essen

Unbekannte Restaurants sind immer ein Wagnis und gewisse Vorsichtsmaßnahmen angebracht.

- Die Speisekarte genau studieren und die Inhaltsstoffe erfragen. Am Wohnort besuchen Betroffene in der Regel nur Restaurants, nach deren Besuch sich keine Beschwerden zeigen. Im Urlaub kann auf Experimente mit unbekannten Speisen gerne verzichtet werden.
- Kleine Portion von Flohsamenschalen für den Verzehr unterwegs. Sollte sich abzeichnen, dass eine Mahlzeit nicht darmgesund sein könnte, ist eine Extraportion Flohsamenschalen nach der Mahlzeit eine Erste-Hilfe-Maßnahme. Wie sich bei einer Laktoseunverträglichkeit entsprechende Tabletten in der Handtasche oder im Rucksack befinden, gehört nun ein kleines Glas Flohsamenschalen zur Grundausstattung. Ein wenig Joghurt mit Flohsamenschalen zu mischen und an Ort und Stelle zu verzehren ist unkompliziert und sogar am Eingang zum Museum kein Problem. Die Flohsamenschalen können aber auch direkt im Restaurant über das Gericht gestreut werden.
- Vor einem auswärtigen Mittagessen hilft es, eine rohe Möhre zu essen oder – noch besser – etwas geraspelten Möhrensalat, wenige Stunden vor dem Essen frisch zubereitet mit Öl und Essig. Der Essig verhindert, dass sich „böse" Bakterien bilden. Bei großer Hitze eignet sich wohl eher die rohe Möhre. Möhren wirken nämlich entzündungshemmend und beugen möglichen Darmbeschwerden vor, die ein unbekanntes Mittagsessen hervorrufen kann. Ein kleines Glas reicht schon.
- Vorsicht vor rohen Salaten in „fremden" Restaurants. Unter Umständen standen die zerkleinerten Blätter schon lange in der Küche und es haben sich die „bösen" Bakterien gebildet. Vorzuziehen ist dann gegartes Gemüse aus dem Glas wie Wachsbrechbohnen oder Möhren, dann auch als Salat zubereitet.
- Anstatt Pommes, Reibekuchen & Co lieber Kartoffeln bestellen. Eine Portion gekochte Kartoffeln ist am bekömmlichsten, auch wenn die Kartoffeln möglicherweise aufgewärmt sind. Aus Erfahrung weiß ich, dass dies klappt.

- Instanthaferflocken mitnehmen. Die können auch mit heißem Wasser angerührt und verzehrt werden, falls bei einem Ausflug keine Möglichkeit einer darmgesunden Ernährung besteht.
- Den Mut haben, Speisen variieren zu lassen.
- Vorsicht vor Buffets und fertigen Sandwichs. Hier werden Gerichte oft lange warmgehalten und so können sich Bakterien bilden, die den Darm angreifen und das Risiko einer Reisediarrhö erhöhen. Lebensmittel sollten daher nur gekocht oder frisch geschält oder geschnitten verzehrt werden.
- Täglich Gemüse verzehren. Falls dies schwierig ist, Tomatensaft trinken, denn dieser enthält kaum zusätzlichen Zucker.
- Eiswürfel in Getränken vermeiden. Am sichersten sind Getränke aus geschlossenen Originalflaschen.
- Bevorzugt stilles Wasser trinken, denn Mineralwasser belastet Magen und Darm. Bei stillem Wasser wird in der Gastronomie gerne ungefragt Leitungswasser serviert und dies birgt so manche Gefahrenquelle. Daher sollte direkt bei der Bestellung um eine Flasche gebeten werden.
- Vorsicht ist auch bei Saucen und Gewürzen geboten. Diese stehen möglicherweise schon lange Restaurant auf dem Tisch. Auch hier besteht die Gefahr der vermehrten Bakterienbildung.
- Vielleicht können die Restaurantbesuche eingeschränkt werden. Eine gesunde und ausgewogene Mahlzeit, beispielsweise das Abendbrot, kann auch auf dem Hotelzimmer eingenommen werden, falls eine Ferienwohnung bei einer Dienstreise nicht möglich ist. Ein Brettchen und ein Messer finden in jedem Reisegebäck Platz.

Das richtige Ziel finden

Wie erwähnt empfiehlt es sich für Menschen mit Darmbeschwerden, Urlaubsziel und Unterkunft auf ihre jeweilige Lebenssituation beziehungsweise ihren Krankheitsverlauf abzustimmen sowie auf ihre Bedürfnisse und Erfordernisse, zu denen auch bestimmte Nahrungsmittel zählen.

- Ferienwohnungen oder Apartments mit einer Kochgelegenheit sind zu empfehlen, um selbst kochen und somit die bewährten Essgewohnheiten beibehalten und alle Speisen individuell zubereiten zu können.
- Reiseziele ohne Sprachbarrieren wählen. An Urlaubsorten, wo eine Verständigung möglich ist, erhöht sich die Wahrscheinlichkeit, im Supermarkt oder im Restaurant die Lebensmittel und Speisen zu erhalten, die bekömmlich und verträglich sind.
- Reiseziele auswählen, die die Einfuhr von Nahrungsmitteln erlauben. In vielen Ländern sind spezielle Lebensmittel nicht zu kaufen. Daher sollte es möglich sein, diese in ausreichender Menge für die Dauer eines Urlaubs mitnehmen zu können, ohne Schwierigkeiten bei der Einreise oder mit dem Zoll zu bekommen.
- Reiseziel nach dem Speiseangebot auswählen. Dass beispielsweise in kleinen oberbayrischen Ferienorten nicht viel Darmgesundes auf den Speisekarten steht, lässt sich schnell herausfinden. Kässpätzle, Semmelknödel mit Pilzen oder ein deftiger Braten sind alles andere als bekömmlich und schon gar nicht abends.

Resümee

- Mach dir Gedanken, wie du einen ungetrübten Urlaub gestalten kannst.
- Versuche deine Sorgen zu minimieren und „begegne dem, was auf dich zukommt, nicht mit Angst, sondern mit Hoffnung". (Franz von Sales).
- Bereite dich im Sinne deines Darms gut vor.
- Plane genau, auf welche Nahrungsmittel du verzichten kannst und auf welche nicht.
- Überlege, was du konkret tun kannst, deinen Urlaub zu genießen.
- Stimme dein Feriendomizil auf deine Situation ab.
- Suche am Urlaubsort nach geeigneten Restaurants und Lebensmittelläden.
- Hab Mut, im Restaurant Sonderwünsche zu äußern.
- Discipliniere dich bei den Speisen, die dir nicht guttun.
- Bewege dich während deiner An- und Rückreise ausreichend.
- Sei vorsichtig mit rohen Salaten und wähle frisch zubereitete Speisen.
- Halte weitgehend deine übliche Essensstruktur bei.
- Genieße deinen Urlaub; denn du bist es dir wert.
- Entscheide dich für Ferienwohnungen anstatt Hotels, denn hier kannst du selbst kochen.

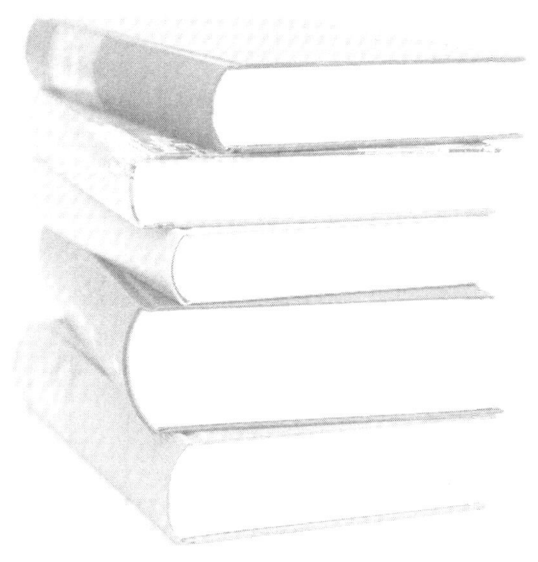

Eine kleine Auswahl an Literatur

Deutsche Gesellschaft für Ernährung e. V. (Hrsg.), Essen und Trinken bei Lebensmittelallergien, Bonn 2012

Deutsche Gesellschaft für Ernährung e. V. (Hrsg.), Essen und Trinken beim Reizdarmsyndrom, Bonn 2017

Deutsche Gesellschaft für Ernährung e. V. (Hrsg.), Gemüse und Obst – Multitalente in Sachen Gesundheitsschutz, Bonn 2013

Deutsche Gesellschaft für Ernährung e. V. (Hrsg.), Hülsenfrüchte – versteckte Vielfalt entdecken, Bonn 2018

Deutsche Gesellschaft für Ernährung e. V. (Hrsg.), Leichte Vollkost, Bonn 2014

Ratgeber zu bestellen bei: info@dge-medienservice.de

Deutsche Reizdarmselbsthilfe e. V. (Hrsg.), Das Reizdarmsyndrom – eine Broschüre für Betroffene und Interessierte, Frankfurt a. M.

Deutsche Reizdarmselbsthilfe e. V. (Hrsg.), Glutenbedingte Erkrankungen, Frankfurt a. M.

Deutsche Reizdarmselbsthilfe e. V. (Hrsg.), Ernährung bei Reizdarmsyndrom, Frankfurt a. M.

DZG (Hrsg.), Aufstellung glutenfreier Lebensmittel, Ausgabe 2016

Enders, Giulia, Darm mit Charme. Alles über ein unterschätztes Organ, Berlin 2014, Ullstein Verlag

Klante, Dirk, Vitamine die bessere Medizin. Wie Sie einfach gesünder leben können, Basel/Zürich/Roßdorf 2018, Synergia Verlag

ders., Möhrensuppe statt Kortison, Basel/Zürich/Roßdorf 2015, Synergia Verlag

Kraske, Eva-Maria, Säure-Basen-Balance, München 2014, Gräfe und Unzer Verlag

Kruis, Wolfgang, Iburg, Anne, Schluss mit Reizdarm, Stuttgart 2008, Trias Verlag

Kruis, Wolfgang, Iburg, Anne, Köstlich essen bei Reizdarm, Stuttgart 2011, Trias Verlag

Noll, Thomas, Reha, Ein Wegweiser, Norderstedt 2015, Books on Demand, BoD Verlag, ISBN 978-3-7347-9116-1

Pauels, Willibert, Wenn dir das Lachen vergeht. Wie ich meine Depression überwunden habe, Gütersloh 2017, Gütersloher Verlagshaus

Rutkowsky, Martin, Alles Gute für den Darm. Ein Praktischer Leitfaden mit wohltuenden Rezepten und wirksamen Mitteln aus der Naturheilkunde, Krummwisch 2017, Königsfurt-Urania Verlag

Schaenzler, Nicole, Magen & Darm natürlich behandeln, München 2018, Gräfe und Unzer Verlag

Schmiedel, Volker, Alarm im Darm. Mythos Reizdarm. Was Ihrer Verdauung wirklich hilft, Stuttgart 2016, Trias Verlag

Wiedemann, Christina, Darmgesundheit. Das Kochbuch. Iss Dich gesund, Köln 2017, Naumann & Göbel Verlagsgesellschaft

Wiesel, Sabine, Divertikulitis. Die unterschätzte Krankheit. Divertikulitis erfolgreich erkennen, erfolgreich behandeln, Krusenhagen 2018, ersa Verlag

Wiesel, Sabine, Gesund backen bei Divertikulitis, Krusenhagen 2014, ersa Verlag

Wiesel, Sabine, Richtig kochen bei Divertikulitis, Krusenhagen 2011, ersa Verlag

Magazine

UGB forum spezial, Themenheft „Rundrum darmgesund", Wettenberg 2016, zu bestellen über **www.ugb.de**

UGB forum spezial, Themenheft „Unverträglichkeiten und Allergien meistern",

zu bestellen über **www.ugb.de**

Allergie konkret, Deutscher Allergie – und Asthmabund e. V., zu bestellen über **www.daab.de**

DarmVital, Deutsche Reizdarm Selbsthilfe e. V, Nr.01-04/2019, zu bestellen über **www.reizdarmselbsthilfe.de**

Diabetes LIVING Magazin, zu bestellen über **www.bt-verlag.de**,
Tel. (0711) 725 22 42

Adressen

Anlaufstellen zum Thema Selbsthilfe

Selbsthilfe-Kontaktstellen bundesweit

In vielen Städten und Kreisen gibt es Selbsthilfe-Kontaktstellen, die für ihre Region Selbsthilfeinteressierten und Selbsthilfegruppen Informationen, Kontakte und Unterstützung bieten. Die Angebotsstruktur dieser derzeit rund 340 professionellen Einrichtungen ist in den 16 Bundesländern unterschiedlich.

Nationale Kontakt- und Informationsstelle zur Anregung und Unterstützung von Selbsthilfe-Gruppen e. V. (NAKOS)

Die nationale Koordinierungsstelle der Selbsthilfe-Kontaktstellen und Selbsthilfebüros ist eine Einrichtung des Fachverbands Deutsche Arbeitsgemeinschaft Selbsthilfegruppen e. V.
Über die Website ist eine Datenbank zugänglich mit Informationen und Kontakten zu bundesweiten Selbsthilfevereinigungen, Organisationen sowie Institutionen mit Selbsthilfebezug und zu Selbsthilfe-Internetforen (grüne Adressen) in ganz Deutschland, ebenso finden sich dort Kontakte zu Menschen, die an seltenen Krankheiten leiden, und den jeweiligen Selbsthilfegruppen (blaue Adressen).
Otto-Suhr-Allee 115, 10585 Berlin, Beratungstelefon: (030) 31 01 89 81, (030) 31 01 89 60 (AB), selbsthilfe@nakos.de, **www.nakos.de**

Deutsche Arbeitsgemeinschaft Selbsthilfegruppen e. V. (DAG SHG)

Bundesweiter Fachverband für Selbsthilfe, arbeitet themen und -problemübergreifend zu Schwerpunkten wie fachliche Selbst-Hilfe-Unterstützung und Sicherstellen von Rahmenbedingungen für die Förderung der Arbeit von Selbst-Hilfegruppen, Träger von vier Selbsthilfe-Kontaktstellen:

1. Selbsthilfe-Büro Niedersachsen

2. die landesweite Koordination für Selbsthilfe-Unterstützung (KOS-KON) in NRW

3. die Kontaktstelle für Selbsthilfegruppen in Gießen, zuständig für Hessen

4. die Nationale Kontakt- und Informationsstelle zur Anregung und Unterstützung von Selbsthilfegruppen (NAKOS).

So wie in NRW, wo sich unsere Selbst-Hilfegruppe befindet, gibt es auch in den anderen Bundesländern Dach- oder Landesverbände.

Kontakt- und Informationsstelle für Selbsthilfegruppen (KOSKON)

Roggenmarkt 18-20, 44532 Lünen, Telefon: (0 23 06) 10 06 10
Koordinierende Stelle für Selbsthilfeunterstützung in NRW, koordiniert den Landesarbeitskreis, unterstützt als Informations-, Beratungs- und Serviceeinrichtung die Arbeit der Selbsthilfe-Kontaktstellen.

Bundesarbeitsgemeinschaft Selbsthilfe von Menschen mit Behinderung und chronischer Erkrankung und ihren Angehörigen e. V. (BAG)

Kirchfeldstr. 149, 40215 Düsseldorf, (0211) 310 06-0,
info@bag-selbsthilfe.de, **www.bag-selbsthilfe.de**

Verband der Ersatzkassen e. V. (vdek)

Kampstr. 42, 44137 Dortmund, (0231) 917 71-20
Bei der regionalen Fördergemeinschaft in NRW kann die finanzielle Förderung einer Selbsthilfegruppe beantragt werden.

Anlaufstellen für Kranke und Patient*innen

Patient*innen brauchen einfühlsame Ärzte, kompetente Interessenvertretungen und fundierte Beratung – gut informierte Menschen, die weiterhelfen können.

Der Beauftragte der Bundesregierung für die Belange von Patientinnen und Patienten

Karl-Josef Laumann, Friedrichstr. 108, 10117 Berlin, (030) 184 41-34 24
E-Mail: pflege-patientenrechte@bmg.bund.de, **www.patientenbeauftragter.de**

Bundesarbeitsgemeinschaft der Patientenstellen und -initiativen

Waltherstr. 16 a, 80337 München, (089) 76 75 51 31, mail@bagp.de, **www.bagp.de**

Unabhängige Patientenberatung Deutschland (UPD)

Verband unabhängiger Beratungsstellen bei Fragen rund um Gesundheit und Gesundheitswesen. Telefonberatung bei Fragen zu einer Erkrankung oder zu Patientenrechten. Bundesweites und gebührenfreies Beratungstelefon, auch in Türkisch und Russisch.
Bundesgeschäftsstelle, Littenstr. 10, 10179 Berlin, 0800 011 77 22

Verbraucherzentrale Bundesverband/Fachbereich Gesundheit und Pflege

Markgrafenstr. 66, 10969 Berlin, (030) 258 00-0, gesundheit@vzbv.de, **www.vzbv.de**

Deutsche Reizdarmselbsthilfe e. V.

Postfach 70 02 18, 60552 Frankfurt a. M., 01805 89 61 06, Telefonsprechstunde: Mo., Mi. und Do., 13 bis 17 Uhr, info@reizdarmselbsthilfe.de, **www.reizdarmselbsthilfe.de**
Die Deutsche Reizdarmselbsthilfe e. V. betreut Betroffene und deren Angehörige schriftlich und telefonisch. In einer Datenbank sind niedergelassene Reizdarmsyndromerfahrene Ärzt*innen zu finden. Der Verein informiert Mitglieder und Patient*innen über den Umgang mit diesem Krankheitsbild, gibt Broschüren heraus sowie das Magazin *Darm Vital*, veranstaltet regionale Ärzt*innen- und Patient*innenseminare und unterstützt regionale Selbsthilfegruppen bei deren Projekten.

Deutsche *Morbus Crohn/Colitis ulcerosa* Vereinigung e. V. (DCCV)

Selbsthilfeverband für Menschen mit einer *chronisch* entzündlichen Darmerkrankung,*CED,* in Deutschland: persönliche Beratung/Unterstützung von Betroffenen und Angehörigen, Vermittlung von Kontakten zu Selbsthilfegruppen, Ärzten, Pflegepersonal, Krankenhäusern und Kurkliniken, Unterstützung bei Problemen mit Krankenkassen, Sozial- und Versorgungsämtern, Rentenversicherungsträgern, Unterstützung örtlicher Selbsthilfegruppen, Fortbildungsveranstaltungen für Betroffene, Angehörige, Ärzte sowie Pflegepersonal, Zusammenarbeit mit Wissenschaftlern, Forschungsförderung
Bundesgeschäftsstelle und Deutsche Crohn/Colitis Stiftung, Inselstraße 1, 10179 Berlin, (030) 20 00 39 2-0, info@dccv.de

Kompetenznetz Darmerkrankungen e. V.

Bereitet alle Informationen zu Forschung, Diagnose und Therapie der chronisch entzündlichen Darmerkrankungen Morbus Crohn und Colitis ulcerosa aktuell für Wissenschaftler, Ärzte, Patienten und deren Angehörige auf. Aktuelle Informationen sind mit dem Newsletter erhältlich.
Hopfenstr. 60, 24103 Kiel, (0431) 597-39 37,
sekretariat@kompeteznetz-ced.de

Deutsche Gesellschaft für Gastroenterologie, Verdauungs- und Stoffwechselkrankheiten (DGVS)

Die wissenschaftliche Fachgesellschaft der deutschen Gastroenterologen fördert wissenschaftliche Projekte und Studien und veranstaltet Kongresse und Fortbildungen mit dem Ziel der Verbesserung von Standards und Behandlungsleitlinien für Diagnostik und Therapie von Erkrankungen der Verdauungsorgane sowie des Services für Patienten.
Olivaer Platz 7, 10707 Berlin, (030) 31 98 31 5000, **www.dgvs.de**

Deutsche Gesellschaft zur Bekämpfung der Krankheiten von Magen, Darm und Leber sowie von Störungen des Stoffwechsels und der Ernährung, Gastro-Liga, e. V.

Herausgeberin des Patientenratgebers mit Infos zu Verdauungskrankheiten, Früherkennung, Diagnose und Therapie, dem Aufbau und der Funktion der Verdauungsorgane, diagnostischen Verfahren und anderem.
Friedrich-List-Str. 13, 35398 Gießen, (0641) 97 48 10,
geschaeftsstelle@gastro-liga.de

Deutsche Kontinenz Gesellschaft e. V.

Beratung und Aufklärung über Harn- und Stuhlkontinenz und Hinweise auf aktuelle Untersuchungs- und Behandlungsmöglichkeiten. Auf der Internetseite finden sich Adressen von ärztlichen Beratungsstellen sowie Kontinenz- und Beckenboden-Zentren, Termine und allerlei nützliche Infomaterialien zum Download.
Friedrichstr. 15, 60323 Frankfurt a. M., **www.kontinenz-gesellschaft.de**

Nuss/Anaphylaxie Netzwerk e. V. (NAN)

NAN hilft Selbsthilfegruppen online und vor Ort, berät rund um den alltäglichen Umgang mit Allergie, fördert den Erfahrungsaustausch der Betroffenen und informiert aktuell.
Flotowstr. 50, 42289 Wuppertal, (0202) 667 90 96, info@nan-ev.de, **www.nussallergie.org**

Deutscher Allergie- und Asthmabund (DAAB)

Bundesgeschäftsstelle/zentrale Beratungsstelle für Menschen mit Allergien, Asthma/COPD und Neurodermitis.
An der Eickesmühle 15-19, 41238 Mönchengladbach, (02166) 647 88-20, info@daab.de, **www.daab.de**

Deutsche Haut- und Allergiehilfe e. V.

Gemeinnützige Initiative von betroffenen Patient*innen und behandelnden Ärzt*innen, Heilsbachstr. 32, 53123 Bonn, (0228) 36 7910, **www.dha-allergien.de**

Mein Allergie Portal

Die Plattform für Menschen mit Allergien und Unverträglichkeiten
info@mein-allergie-portal.com
www.mein-allergie-portal.com

Deutsche Zöliakie-Gesellschaft e. V. (DZG)

Kupferstr. 36, 70565 Stuttgart, (0711) 45 99 81-0

www.laktonaut.de

Lebensmitteldatenbank zur Recherche nach laktosefreien Lebensmitteln im Netz.

Anlaufstellen rund um die gesunde Ernährung

Verband für Unabhängige Gesundheitsberatung e. V. (UGB)

Der Verband unterstützt interessierte Menschen auf ihrem Weg zu einer erfolgreichen, gesundheitsfördernden Lebensgestaltung und bietet Einzelseminare, Ausbildungen, Fach-tagungen sowie Symposien dazu an. Er gibt die Fachzeitschrift für Gesundheitsförderung, das UGB Forum, heraus.

Geschäftsstelle Sandusweg 3, 35435 Wettenberg, (06 41) 808 96-0, info@ugb.de, **www.ugb.de**, **www.fairberaten.net**

Deutsche Gesellschaft für Ernährung e. V. (DGE)

Die wissenschaftliche Fachgesellschaft ist im Auftrag und mit finanzieller Unterstützung des Bundesministeriums für Ernährung und Landwirtschaft (BMEL) bundesweit regional tätig, und vertritt Deutschland auf europäischer und internationaler Ebene.

Godesberger Allee 18, 53175 Bonn, (0228) 37 76-600, Fax: (0228) 37 76-800, **www.dge.de**

Bestellung von Publikationen und Medien über den DGE-Medienservice:

(0228) 909 26-26/-10, info@dge-medienservice.de,
www.dge-medienservice.de

Deutsches Ernährungsberatungs- und Informationsnetz

www.ernaehrung.de

Bundesverband deutscher Ernährungsmediziner e. V. (BDEM)

Reichsgrafenstr.11, 79102 Freiburg im Breisgau, (0761) 7040 214,
www.bdem.de

Index

A

B

C

D

E

F

G

H

I

K

L

M

N

O

P

Q

R

S

T

U

V

W

Y

Z

Ein herzliches Dankeschön an alle, die mich bei diesem Buch unterstützt haben:

Karin Alex

Anke Bruns

Rosie Eschenberg

Maria Faust

Jürgen Lenz

Brigitte Palenschat

Willibert Pauels

Karin Schneider

Andrea Wichterich

Mein Dank gilt auch all denen, die mich maßgeblich unterstützen, aber nicht namentlich erwähnt werden möchten.

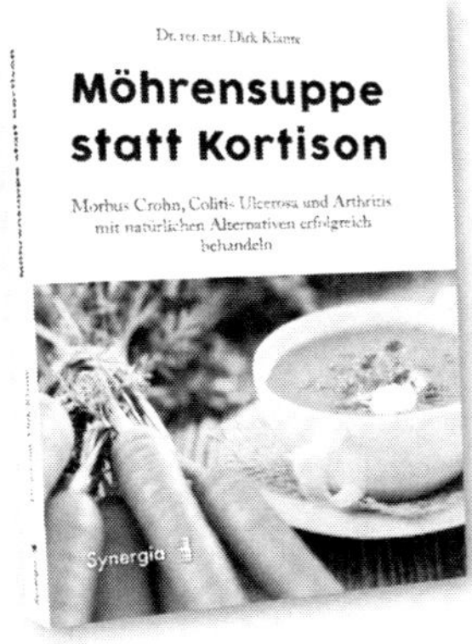

Morbus Crohn, Colitis Ulcerosa und Arthritis mit natürlichen Alternativen erfolgreich behandeln

Dr. rer. nat. Dirk Klante

Der Autor über das Buch:
Wenn Sie es als Morbus-Crohn- oder Colitis-Ulcerosa-Patient leid sind, durch eine furchtbare Therapiemühle gedreht zu werden, um sich anschließend nicht mehr wiederzuerkennen, dann werden Sie in diesem Buch fündig. Was Sie durchgemacht haben und wie Sie sich fühlen, wenn Sie sich vor Schmerzen krümmen, blutige Durchfälle erleiden, Angst vor einem künstlichem Darmausgang haben etc., ist mir aus eigener Erfahrung bekannt.

7. Auflage 2018, 124 Seiten, kartoniert mit Klappen
ISBN: 978-3-944615-34-9 **15,90 €**

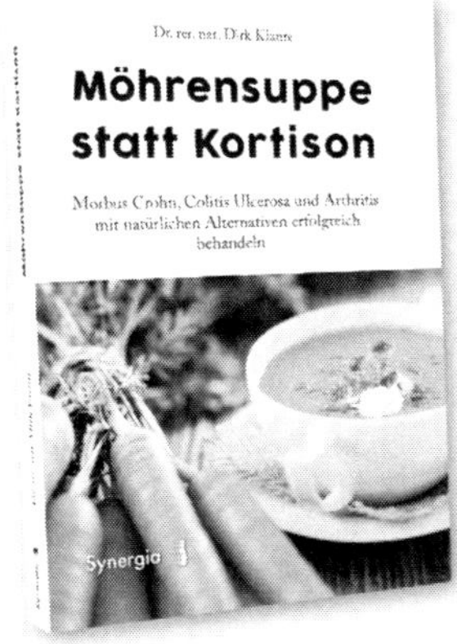

einfach und wirksam

Andrea Kurtz

Viel Heilkräuterwissen ist mit der Zeit verloren gegangen oder nicht mehr präsent. Das Buch beschreibt einen bunten Strauß von Heilpflanzen, bestehend sowohl aus Gewürz- als auch aus Wildkräutern. Ein Großteil dieser Pflanzen ist jedermann bekannt, denn sie sind im eigenen Umfeld häufig griffbereit. Zu den insgesamt 67 Heilpflanzen sind einfache und unkomplizierte Heilrezepte festgehalten, die schnell selber umgesetzt werden können. Vor allem sind die Rezepte so einfach gehalten, dass sie ohne Aufwand zuzubereiten sind.

136 Seiten, mit vielen farbigen Abbildungen, kartoniert mit Klappen
ISBN: 978-3-906873-01-5 **16,90 €**

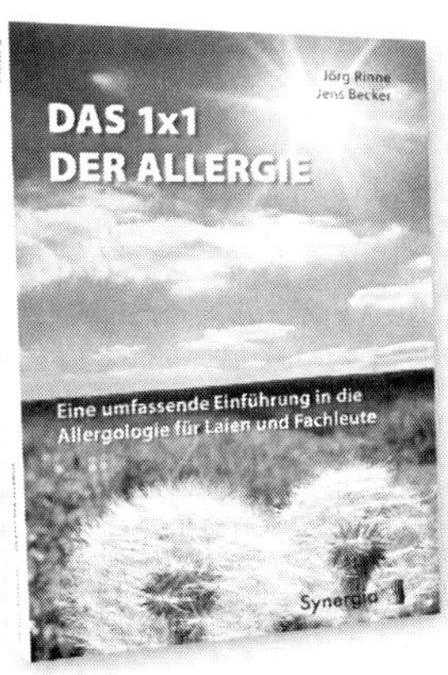

Eine umfassende Einführung in die Allergologie für Laien und Fachleute

Jörg Rinne

Mitarbeiter: Zusammen mit Jens Becker.
Die Entstehung immunologischer Fehlschläge ist wohl eines der größten medizinischen Geheimnisse unseres Jahrhunderts. Seit jeher werden unzählige Möglichkeiten diskutiert, die zur Entstehung einer Allergie führen sollen. Von einer arbeitslos gewordenen Parasitenabwehr ist die Rede, von Vererbungstheorie, ja selbst im psychischen Bereich werden ausschlaggebende Faktoren gesucht, aber niemandem ist es bisher gelungen, die wahren Ursachen der Allergie zu ergründen.

2. überarbeitete Neuauflage 2008, 108 Seiten, kartoniert
ISBN: 978-3-9810894-8-6 **12,90 €**

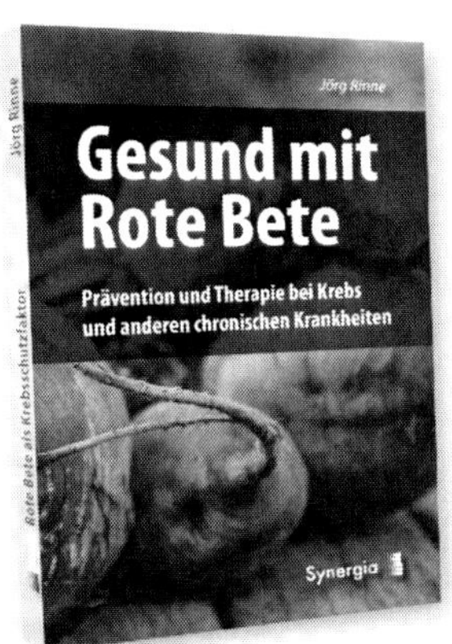

Prävention und Therapie bei Krebs und anderen chronischen Krankheiten

Jörg Rinne

In diesem Buch erfahren Sie

- alles über die Inhaltsstoffe von Rote Bete und deren Wirkung
- wie Sie sich vor Krebs wirksam schützen können
- welche wichtigen Vitamine in Rote Bete enthalten sind

Die rundum gesunde Wirkung der heimischen Wurzel: das einheimische Elixier für unsere Gesundheit. Vitamine und Sekundäre Pflanzenstoffe sind, wie auch Mineralstoffe und Spurenelemente, für den Körper lebensnotwendig, da sie wichtige Bestandteile von Enzymen, Proteinen und Hormonen sind.

128 Seiten, kartoniert mit Klappen, zahlreiche Abbildungen
ISBN: 978-3-906873-70-1 **15,90 €**